Susanne Guhl

Systemische Immunkompetenz und Pneumonierisiko im Rattenmodell

Susanne Guhl

Systemische Immunkompetenz und Pneumonierisiko im Rattenmodell

Auswirkungen einer zerebralen inflammatorischen Reaktion auf die systemische und die alveoläre Immunkompetenz

Südwestdeutscher Verlag für Hochschulschriften

Impressum / Imprint

Bibliografische Information der Deutschen Nationalbibliothek: Die Deutsche Nationalbibliothek verzeichnet diese Publikation in der Deutschen Nationalbibliografie; detaillierte bibliografische Daten sind im Internet über http://dnb.d-nb.de abrufbar.

Alle in diesem Buch genannten Marken und Produktnamen unterliegen warenzeichen-, marken- oder patentrechtlichem Schutz bzw. sind Warenzeichen oder eingetragene Warenzeichen der jeweiligen Inhaber. Die Wiedergabe von Marken, Produktnamen, Gebrauchsnamen, Handelsnamen, Warenbezeichnungen u.s.w. in diesem Werk berechtigt auch ohne besondere Kennzeichnung nicht zu der Annahme, dass solche Namen im Sinne der Warenzeichen- und Markenschutzgesetzgebung als frei zu betrachten wären und daher von jedermann benutzt werden dürften.

Bibliographic information published by the Deutsche Nationalbibliothek: The Deutsche Nationalbibliothek lists this publication in the Deutsche Nationalbibliografie; detailed bibliographic data are available in the Internet at http://dnb.d-nb.de.

Any brand names and product names mentioned in this book are subject to trademark, brand or patent protection and are trademarks or registered trademarks of their respective holders. The use of brand names, product names, common names, trade names, product descriptions etc. even without a particular marking in this works is in no way to be construed to mean that such names may be regarded as unrestricted in respect of trademark and brand protection legislation and could thus be used by anyone.

Coverbild / Cover image: www.ingimage.com

Verlag / Publisher:
Südwestdeutscher Verlag für Hochschulschriften
ist ein Imprint der / is a trademark of
AV Akademikerverlag GmbH & Co. KG
Heinrich-Böcking-Str. 6-8, 66121 Saarbrücken, Deutschland / Germany
Email: info@svh-verlag.de

Herstellung: siehe letzte Seite /
Printed at: see last page
ISBN: 978-3-8381-3464-2

Zugl. / Approved by: Berlin, Charité-Universitätsmedizin, Diss., 2008

Copyright © 2012 AV Akademikerverlag GmbH & Co. KG
Alle Rechte vorbehalten. / All rights reserved. Saarbrücken 2012

Inhaltsverzeichnis

1. Einleitung　　　　　　　　　　　　　　　　　　　　　　　　　　　Seite
1.1. Lokale zerebrale Inflammation und systemische anti-inflammatorische
　　　Gegenregulation...5
1.2. Lunge und Immunsuppression..13
1.3. Pneumonie-Tiermodell...18
1.4. *Streptococcus pneumoniae*..19
1.5. Herleitung einer Aufgabenstellung...19

2. Angewandte Methoden und Versuchsaufbau
2.1.　　Material und Methoden..20
2.1.1.　Methode und Technik der intrazerebroventrikulären Zytokinapplikation.......21
2.1.2.　Blutabnahmen..23
2.1.3.　Tiertötung...24
2.1.4.　Durchführung der Durchflusszytometrie...24
2.1.4.1. Blutprobenaufbereitung...26
2.1.4.2. Stimulation und Golgiblockade...27
2.1.4.3. Färbung der membranständigen CD-Moleküle.......................................27
2.1.4.4. Permeabilisierung und Färbung der intrazellulären Zytokine.................28
2.1.5.　Durchführung der Messung am FACS-Calibur®....................................29
2.1.6.　Methode und Technik des Pneumoniemodells..29
2.1.6.1. Bakterienwahl...29
2.1.6.2. Bakterienapplikation..30
2.1.6.3. Bakterienaufbereitung..31
2.1.6.4. Mikrobiologische Aufbereitung der Lunge...32
2.1.6.5. Bronchiallavage..32
2.1.7.　In-vitro-Stimulation mit Lipopolysacchariden..34
2.1.7.1. In-vitro-Stimulation der Blutleukozyten im Vollblut..............................34
2.1.7.2. In-vitro-Stimulation der Alveolarmakrophagen in der Bronchiallavage....34
2.1.8.　Zytokinbestimmung...35
2.1.9.　Statistische Verarbeitung der Ergebnisse...36
2.2.　　Versuchsaufbau..36

3. Ergebnisse

3.1. Berliner Pneumoniemodell..40

3.2. Bestimmung der intrazellulären IL-10-Konzentration der Leukozyten und Monozyten im Blut mittels Durchflusszytometrie..42

3.3. Zytokinbestimmung nach In-vitro-Stimulation im Blut 18 Stunden nach Infusionsbeginn..46

3.4. Zytokinkonzentration nach In-vitro-Stimulation in der Bronchiallavage 18 Stunden nach Infusionsbeginn..49

3.5. Auswertung des homogenisierten Lungengewebes 18 Stunden nach intratrachealer Applikation von *Streptococcus pneumoniae*..............................51

3.6. Auswertung der Bronchiallavage 6 Stunden nach intratrachealer Applikation von *Streptococcus pneumoniae*..52

3.7. CINC in Bronchiallavage und Blut/Plasma..54

3.8. Der Anteil der Leukozyten in der Bronchiallavage und im Blut 6 Stunden nach intratrachealer Gabe von *Streptococcus pneumoniae*................................57

3.9. Zusammenfassung der Ergebnisse..62

4. Diskussion

4.1. Diskussion des Studienmodells..63

4.1.1. Das Modell der zerebral-induzierten Immunsuppression................................63

4.1.2. Das Pneumoniemodell...64

4.1.2.1. Zytokine in Bronchiallavage und Plasma...65

4.1.2.1.1. IL-1β in Bronchiallavage und Plasma...65

4.1.2.1.2. IL-6 in Bronchiallavage und Plasma...66

4.1.2.1.3. TNF-α in Bronchiallavage und Plasma...66

4.1.2.1.4. IL-10 in Bronchiallavage und Plasma...67

4.1.2.1.5. CINC in Bronchiallavage und Plasma...67

4.1.2.2. Alveolarmakrophagen in der Bronchiallavage..69

4.1.2.3. Das Verhalten von Granulozyten und Lymphozyten nach Bakteriengabe....69

4.1.3. Bewertung des Pneumoniemodells..70

4.2. Bewertung der Studie..70

4.3. Aussichten und Perspektiven..71

5. *Zusammenfassung*..72

6. *Abstract*...73

7. *Abkürzungen*...74

8. *Literaturverzeichnis*..76

1. Einleitung

1.1. Lokale zerebrale Inflammation und systemische anti-inflammatorische Gegenregulation

Systemische Infektionen sind die Hauptkomplikation bei Patienten mit akuter Schädigung von Hirngewebe, sei es ischämisch, traumatisch oder auch inflammatorisch bedingt (1, 2). Die Pneumonie ist eine der häufigsten extrakraniellen Komplikationen (3, 4) nach Hirnläsionen. Bis zu 60% der Patienten mit Neurotrauma bilden innerhalb der ersten 48 Stunden eine Pneumonie aus. Bei bis zu 22% der Patienten konnte eine Pneumonie nach einem akuten Schlaganfall nachgewiesen werden (1). Die Inzidenz der Pneumonie korreliert mit der Schwere der Hirnschädigung, einer möglichen Aspiration durch verminderte Schutzreflexe und dem Einsatz der maschinellen Beatmung. Eine Aspiration von Mageninhalt kann die hohe Pneumonierate nach Schlaganfall jedoch nicht erklären, da es bei gesunden Erwachsenen während des Schlafes zu Aspirationen ohne nachfolgende Pneumonie kommt (5). Weiterhin begünstigt die Behandlung des erhöhten intrakraniellen Druckes mittels Hypothermie oder Gabe von Barbituraten die Entstehung einer Pneumonie. Mit der Pneumonie sind Fieber, Hypoxie, Erhöhung des intrakraniellen Druckes sowie Blutdruckschwankungen verbunden. Es konnte nachgewiesen werden, dass bei einer Mehrheit der Patienten eine Pneumonie innerhalb der ersten drei Tage, also in der Frühphase nach dem Trauma entsteht. Eine Senkung der Infektionsrate, insbesondere der Pneumonieerkrankungen, würde bei ca. 5 % dieser Patienten das neurologische Ergebnis verbessern (3). In klinischen Studien konnte gezeigt werden, dass ein Schädel-Hirn-Trauma(SHT) ein unabhängiger Risikofaktor in der Entstehung einer Pneumonie oder Sepsis bei polytraumatisierten Patienten ist (6-8). Weitere Studien ergaben, dass eine nosokomiale Pneumonie Hauptursache für die Entwicklung eines septischen Schocks bei postoperativen Patienten war (9).

Es wurde bisher gezeigt, dass eine Verletzung im zentralen Nervensystem (ZNS) eine Störung des Gleichgewichtes zwischen diesem und dem Immunsystem hervorruft. Aus immunologischer Sicht entsteht eine durch das zentrale Nervensystem induzierte sekundäre Immunsuppression (*CNS-injury-induced-immunodepression* = CIDS), die durch Blockierung der Immunabwehr eine Immunstimulation verhindert und damit Infektionen begünstigt (1). Über drei Signalwege der neurogenen Immunmodulation wird in diesem Fall die zelluläre Abwehr beeinflusst: die Hypothalamus-Hypophysen-Achse (HH-Achse), das sympathische und das parasympathische Nervensystem. Ohne initiale Beteiligung der peripheren Abwehrmechanismen kann nach einer zentralen Schädigung, z.B. des Hypothalamus, über neuroimmunologische Wechselbeziehungen eine anti-inflammatorische Reaktion ausgelöst werden (1, 10).

Bei einer Gewebsverletzung werden lokal pro-inflamatorische Mediatoren, z.b. Tumor-Nekrose-Faktor-α (TNF-α), Interleukin-1β (IL-1β) oder Interleukin-6 (IL-6) freigesetzt. Diese aktivieren eine Entzündungskaskade, die Wundheilung und Immunabwehr aktivieren soll. Die hauptsächlich beteiligten Zellen sind Monozyten und Makrophagen (5). Eine überschießende Immunreaktion dagegen kann einen septischen Schock oder ein systemisches Entzündungssyndrom (*Systemic-inflammatory response syndrome* = SIRS) hervorrufen. Um diese Immunreaktion abzuschwächen und zu kontrollieren, werden anti-inflammatorische Mediatoren, z.B. Interleukin-10 (IL-10) und Interleukin-1-Rezeptorantagonist (IL-1ra) ausgeschüttet, die die Sekretion proinflammatorischer Mediatoren inhibieren (IL-10), neutralisieren (lösliche TNF-α-Rezeptoren 1 und 2) oder kompetitiv hemmen (IL-1ra) sollen (10-12). Zusätzlich erfolgt eine Regulation über das ZNS. Der Begriff des „zentralen" anti-inflammatorischen Kompensationssyndroms (*Compensatory anti-inflammatory response syndrome* = CARS) beinhaltet die Gegenregulation als Antwort auf eine systemische Entzündungssituation. Es kommt zur Ausschüttung anti-inflammatorischer Zytokine sowie zur Aktivierung neurendokriner Signalwege.

Hauptsächlich bewirken zwei Signalwege die periphere Immunmodulation. Zum einen erfolgt nach lokaler Entzündungsreaktion mit Freisetzung proinflammatorischer Zytokine im Blut die Freisetzung des *Corticotropin-releasing*-Hormons (CRH) mit der nachfolgenden Freisetzung des Adreno-corticotrophen Hormons (ACTH). ACTH bewirkt in der Nebennierenrinde eine Freisetzung von immunsuppressiven Cortisol. Zum anderen können pro-inflammatorische Zytokine, insbesondere IL-1β, über eine Stimulation des sympathischen Nervensystems zu einer vermehrten Ausschüttung von IL-10 eine anti-inflammatorische Reaktion hervorrufen (10). In tierexperimentellen Studien zum Hirninfarkt zeigte sich, dass die Aktivierung des sympathischen Nervensystems einen bedeutenderen Einfluss auf die Immunsuppression hervorrief als die Ausschüttung von Cortisol (1, 5).

Der genaue Mechanismus, wie IL-1β die Ausschüttung neuroendokriner Hormone beeinflusst, ist bisher noch nicht ausreichend geklärt. Einige Studien nehmen an, dass über eine verminderte Blut-Hirn-Schranke im *Organum vasculorum laminae terminalis* die Freisetzung von CRH erfolgt (13). Unter anderem wurde eine Beteiligung von Prostaglandin E2 diskutiert, das aufgrund seiner Größe und Lipophilie die Zellverbindungen des *Organum vasculorum laminae terminalis* penetrieren kann (14) und somit zur Ausschüttung von CRH führt. Weiterhin wurde ein direktes Wirken der Zytokine über Diffusion in den extrazellulären Raum, den Liquor und indirekt über das Blut beschrieben (1). Der Hypothalamus beeinflusst die Hypophysen-Nebennieren-Achse (HNN-Achse) sowie das sympathische Nervensystem über den *Nucelus tractus solitarius*, der die vagalen Zentren des Hirnstamms stimuliert. Zytokine können im Hypothalamus direkt über CRF-Neurone (*Cortico-releasing factor*) wirken (1). Ein weiterer Weg der Aktivierung der HH-Achse ist im

Rahmen der Schmerz- und Entzündungsentstehung beschrieben: Zytokine und Entzündungsmediatoren, z.b. Prostaglandine, aktivieren periphere Schmerzrezeptoren, deren Axone über das Hinterhorn und den *Tractus lemniscus medialis* die Schmerzsignale in den Thalamus und den somatosensorischen Kortex projizieren (15, 16).

Glucocorticoide sind bekannt für ihre immunsuppressiven und anti-entzündlichen Eigenschaften. Neben der Membranstabilisierung bewirken sie eine verstärkte Freisetzung des Transforming-Growth-Factor(TGF)-β, einem potenten anti-inflammatorischen Zytokin. Sie vermindern die Expression von *Major-histocompatibility-complex*-Klasse-II-Molekülen (*Major-histocompatibility-complex* = MHC) auf antigenpräsentierenden Zellen und hemmen Lymphozytenfunktionen (10, 16, 17). Neben dieser immunsuppressiven Funktion können Glucocorticoide die Produktion von Akute-Phase-Proteinen oder auch die Freisetzung pro-inflammatorischer Regulatoren bewirken, die über einen negativen Feedback-Mechanismus die hemmenden Eigenschaften auf das Immunsystem begrenzen sollen (10, 16). Sowohl eine Hyperaktivität als auch eine Hypoaktivität der HH-Achse im Sinne einer Dysregulation können daher bedeutende Veränderungen der Immunabwehr auslösen (15, 18).

Wie bereits beschrieben, können pro-inflammatorische Zytokine, insbesondere IL-1β, über eine Aktivierung des sympathischen Nervensystems eine Ausschüttung von anti-inflammatorischem IL-10 auslösen. IL-10 bewirkt nicht nur eine verminderte Expression von MHC-Klasse-II-Molekülen auf Monozyten, sondern auch eine damit verbundene verminderte Produktion pro-inflammatorischer Zytokine, z.B. TNF-α (19). Klinisch und tierexperimentell konnte gezeigt werden, dass eine Erhöhung des intrakraniellen Druckes die Aktivierung des sympathischen Nervensystems („Vegetativer Sturm") über eine Freisetzung von Katecholaminen bewirkt. Mit der Regulation des intrazellulären cAMP-Spiegels (zyklisches Adenosin-Mono-Phosphat) über eine ProteinkinaseA-Signalkaskade kommt es nach Stimulierung von β-Adrenorezeptoren zu einer Freisetzung von IL-10 (19). Dieser Effekt konnte mit einem β2-Adenorezeptorblocker (Propranolol) inhibiert werden. Des Weiteren ergab sich, dass Katecholamine die IL-10-Freisetzung nicht nur mithilfe von Endotoxinen als Kostimulantien, sondern auch bei unstimulierten Monozyten ohne Entzündungsmediatoren bewirken können. Im Rattenmodell konnte ein direkter Zusammenhang zwischen der Aktivierung des Sympathikus und der Erhöhung des IL-10 im Plasma circa 10-15 Minuten nach Erhöhung des intrakraniellen Druckes gezeigt werden (10, 19). Dieser Vorgang konnte durch Propranolol gehemmt werden. In einer weiteren Studie wurde im Rattenmodell nachgewiesen, dass IL-1β bei intrazerebraler und intraventrikulärer kontinuierlicher Applikation eine lokale Entzündungsreaktion in Form einer Meningoenzephalitis mit Einwanderung neutrophiler Granulozyten hervorruft. Bei hypophysektomierten und mit Propranolol vorbehandelten Ratten kam es hingegen zu einer signifikant niedrigeren Zellinvasion. Im Vergleich dazu bestanden bei der intrazerebralen Applikation von TNF-α nur marginale Entzündungseffekte (10). Weiterhin zeigte sich, dass die kontinuierliche intrazerebroventrikuläre Injektion von IL-1β vier Stunden nach Infusionsbeginn eine verminderte endotoxin-induzierte TNF-α-Konzentration in der In-vitro-Stimulation der Blutleukozyten verursachte. Bei der intravenösen Injektion von IL-1β konnten nur kurzzeitige Effekte in Bezug auf die TNF-α-Konzentration beobachtet werden. Interessanterweise bestand in den Vollblutkulturen auch eine signifikant höhere Konzentration an anti-inflammatorischem IL-10 vier Stunden nach intrazerebroventrikulärer Injektion von IL-1β. Im Vergleich zu den Vehikeltieren fand sich auch 48 Stunden nach Beginn der intrazerebroventrikulären Injektion eine erhöhte Konzentration an IL-10 in den Blutkulturen. In hypophysektomierten Tieren und Tieren, die Propranolol erhielten, fiel dagegen ein geringerer IL-1β-induzierter Anstieg von IL-10 nach vier Stunden auf. Bei den Tieren, die Propranolol erhielten, zeigte sich zusätzlich nach 48 Stunden nach Injektionsbeginn eine verminderte Konzentration an IL-10. In einer weiteren Studie am Modell der zerebralen Ischämie konnte beschrieben werden, dass Effekte der postläsionalen zellvermittelten Immunsuppression wie Monozytendeaktivierung, apoptotisch bedingte Lymphopenie und Wechsel der TH1- in eine TH2-Immunantwort auftreten (5). Weiterhin ließ sich feststellen, dass Tiere, die die IL-1β-Applikation intrahypothalamisch erhielten, die gleichen Effekte wie Tiere mit intrazerebroventrikulärer Injektion aufwiesen, jedoch eine deutlich niedrigere IL-10-Konzentration zeigten. Bei der intravenösen Applikation von IL-1β konnten dagegen nur kurzweilige Effekte nachgewiesen werden. Diese Veränderungen normalisierten sich 48 Stunden nach Beendigung der Zytokininfusion (10). Daher wurde davon ausgegangen, dass IL-1β im ZNS potenter als in der peripheren Zirkulation wirkt. TNF-α konnte dagegen zu keinem Zeitpunkt im Plasma nachgewiesen werden. Um die Bedeutung dieser Reaktion in Bezug auf die HH-Achse und die Aktivierung des Sympathikus zu unterstreichen, fand sich bei hypophysektomierten Tieren und bei mit Propranolol behandelten Tieren eine deutlich geringere Zellinvasion in den Liquor nach intrazerebroventrikulärer IL-1β-Applikation. Hypophysektomierte Tiere wiesen im Vergleich zu Tieren ohne Hypophysektomie keine verminderte TNF-α-Konzentration und keine erhöhte IL-10-Konzentration im Blut auf. Zusätzlich bestand bei den mit Propranolol behandelten Tieren keine erhöhte IL-10-Konzentration vier Stunden nach Beginn der intrazerebroventrikulären Zytokinapplikation. Nach 48 Stunden wiesen diese Tiere die niedrigste IL-10-Konzentration im Blut auf (10). Dabei zeigte sich, dass das sympathische Nervensystem vor allem für die frühen Effekte nach Beginn der Applikation verantwortlich war, während die HH-Achse die langzeitigen Reaktionen beeinflusste. Diese Beobachtungen bestätigten die Ergebnisse der oben genannten Studie, die einen schnellen Anstieg der IL-10-Konzentration nach Aktivierung des Sympathikus beschrieb (19). Als hauptsächlich lokaler Effekt der intrazerebralen IL-1β-Applikation fand sich im Rattenmodell eine Meningoenzephalitis mit einer dosisabhängigen frühen

Einwanderung von Granulozyten vier bis acht Stunden nach Beginn der Injektion. Des Weiteren kam es zu einem späten Auftreten von Makrophagen und Monozyten mit einem Höhepunkt nach 48 Stunden (10, 20). Diese Effekte waren bei der intrazerebralen Applikation von TNF-α und IL-6 nicht sichtbar (20). In zahlreichen klinischen Studien zeigte sich ein Zusammenhang neurodegenerativer Vorgänge und der Einwanderung von Entzündungszellen nach pro-inflammatorischer Zytokinfreisetzung (21). Daher beeinflusst die intrazerebrale Freisetzung pro-inflammatorischer Zytokine, vor allem IL-1β, neben einer Wirkung auf das Immunsystem auch einen immunreaktiv-bedingten Untergang zerebralen Gewebes (20). Eine weitere Studie zur zerebralen Ischämie in der Maus zeigte einen Zusammenhang zwischen experimentell induzierter Ischämie und erhöhtem Infektionsrisiko bei nachweislicher Immundefizienz (5).

In zahlreichen klinischen Studien zur intrazerebralen Zytokinkonzentrationen nach Hirnläsion, einschließlich einer Kontusion, eines Infarktes oder einer Meningitis, wurde eine erhöhte Konzentration pro-inflammatorischer Zytokine im Liquor, besonders IL-1β, IL-6 und IFN-γ, nachgewiesen (22-25). Diese pro-inflammatorischen Zytokine führen zu einer lokalen Entzündungsreaktion, die eine sekundäre Gewebeschädigung und damit eine Verschlechterung des klinisch-neurologischen Zustandes verursachen (24, 26). Des Weiteren können sie auch eine systemische Immunreaktion auslösen. Zusätzlich kommt es nach Gewebeschaden und Zelluntergang zu einer Freisetzung freier Radikale, Peroxidasen, Glutamat und zu einer Erhöhung des intrazellulären Calciums, wodurch die sekundäre Gewebeschädigung zusätzlich verstärkt wird (27). In einer klinischen Studie an 12 Patienten mit Hirnkontusionen zeigte sich, dass neben den pro-inflammatorischen Zytokinen, IL-1β, IL-6 und IFN-γ, auch die anti-inflammatorischen Zytokine wie IL-1ra und IL-10 in der frühen Phase erhöht waren. Sie sollen die Entzündungsreaktion in der frühen Phase begrenzen (24). Neben neurodegenerativen Prozessen werden auch neuroprotektive Mechanismen beschrieben, bei denen pro-inflammatorische Zytokine als Mediatoren auftreten (28). Am Beispiel des pro-inflammatorischen Zytokins IL-6 zeigten sich die teils gegensätzlichen Wirkungen auf das lokale Gewebe und die systemische Immunsituation. Es konnte in einer klinischen Studie an 14 Patienten mit Schädel-Hirn-Trauma eine Korrelation zwischen einer intraparenchymatös erhöhten IL-6-Konzentration und dem Überleben festgestellt werden. Die Untersuchung erfolgte an 14 Patienten mit schwerem Schädel-Hirn-Trauma [Glasgow Coma Score (GCS) </= 8] per intrazerebraler Mirkodialyse. Des Weiteren wiesen die überlebenden Patienten eine deutlich niedrigere Plasmakonzentration an IL-6 (78 +/- 20 pg/ml, n=7) auf, während bei den verstorbenen Patienten die Konzentrationen deutlich erhöht waren (93 +/- 9 pg/ml, n=4). Unter anderem war die Konzentration an intraparenchymatösem IL-1β bei den verstorbenen Patienten erhöht, jedoch statistisch nicht signifikant (25). Weitere Studien wiesen eine Verschlechterung des klinischen Ergebnis in Korrelation mit erhöhten IL-6-Konzentration in Serum

und Liquor nach (29). Eine weitere retrospektive Studie an 25 Patienten mit schwerem Schädel-Hirn-Trauma oder spontaner intrazerebraler Blutung (GCS= 4-7) ergab eine Assoziation des erhöhten IL-6-Spiegels im Plasma (IL-6 >/= 100pg/ml) am 1. Tag nach Trauma und einer schlechten Prognose (Tod oder GCS < 8) am 7.Tag (20). Des Weiteren wiesen die Patienten mit schwerer Hirnverletzung (GCS< 8 am 7.Tag) häufiger Infektionen auf. Bei diesen Patienten fanden sich in den ersten Stunden nach Trauma oder Blutung ebenfalls höhere Konzentrationen der antiinflammatorischen Zytokine IL-10 und IL-1ra sowie ACTH. Am 2. Tag nach dem Ereignis traten erhöhte Konzentrationen der Akute-Phase-Proteine CRP und Procalcitonin im Plasma auf. Konsekutiv zeigten sich auch erhöhte Plasmawerte für Cortisol am 1.Tag bei Patienten mit schwerem Trauma (20). Eine weitere Studie im Rattenmodell konnte zeigen, dass nach experimenteller Hirnläsion die Gabe von Noradrenalin, das zur Aufrechterhaltung des zerebralen Perfusionsdruckes und zur Blutdruckerhöhung bei Patienten mit Hirnverletzung verwendet wird, eine Freisetzung von IL-6 in Liquor und Plasma bewirkte (30). Vermutet wird eine mögliche Katecholamin-induzierte Aktivierung der β-adrenergen Rezeptoren der Astrozyten und die anschließende Ausschüttung von IL-6 (31, 32). Allerdings kann eine Penetration des IL-6 aus dem Blut über die Blut-Hirn-Schranke nicht ausgeschlossen werden. Zusätzlich verstärkt die Gabe von Katecholaminen die Expression von IL-6-mRNA in Endothelzellen und Hepatozyten (33). 7 Stunden nach Hirnläsion bestand bei den Traumatieren als Zeichen einer möglichen Schrankenstörung ein moderates Hirnödem im Vergleich zu den nicht traumatisierten Tieren. Jedoch zeigte sich nach 24 Stunden kein Unterschied bezüglich des Ödems in beiden Gruppen. IL-6 war bei den Traumatieren in der Frühphase 7 Stunden nach Trauma signifikant erhöht. 27 Stunden nach Trauma bestand eine Tendenz zu erhöhten IL-6-Konzentrationen im Liquor, die jedoch statistisch nicht signifikant waren (30). Andere Tierstudien verwiesen auf eine IL-6-bedingte Permeabilitätserhöhung der Blut-Hirn-Schranke mit konsekutivem Ödem (34, 35).

Pro-inflammatorische Zytokine spielen auch eine entscheidende Rolle bei Reparaturprozessen. Im Rattenmodell konnte anhand der Expression von glialem-fibrillären- sauren Protein (*Glial fibrillary acidic protein* = GFAP) nach Applikation von IL-1β gezeigt werden, dass IL-1β und IL-6 dosisabhängig die Astrogliose nach Gewebeverletzung fördern (36). Die Astrogliose ist im Rahmen der Reparaturprozesse als Zeichen der Wiederherstellung des extrazellulären Milieus erwünscht. Jedoch wird das Aussprießen von Neuriten gehemmt (37). IL-1β induziert die Freisetzung von IL-6, das dosisabhängig eine ausgeprägte Astrogliose bewirkt (36). Neben neuroprotektiven und neurotoxischen Effekten von IL-6 sind systemische Auswirkungen, wie die Induktion von Fieber, die Aktivierung der HNN-Achse, sowie die Produktion von Akute-Phase-Proteinen und die Leukozytose beschrieben (38).

Das hier verwendete Modell der zerebral induzierten Immunsuppression wurde in zahlreichen tierexperimentellen Studien der Arbeitsgruppe validiert (10, 20, 39). Bei Patienten konnte nach einer Schädigung des Hirngewebes eine kontinuierliche Zytokinausschüttung über einen Zeitraum von 48 Stunden angenommen werden (40, 41). Um die Wechselwirkungen zwischen neuronalen und Immunzellen im Tiermodell nachzuvollziehen, wurde daher das Modell der kontinuierlichen zerebroventrikulären Zytokinapplikation im Rattenmodell etabliert. Hierbei wird mittels einer intrazerebralen Pumpe, die anhand stereotaktischer Koordinaten an den gewünschten Ort platziert werden kann, eine kontinuierliche, gleichmäßige Zytokinapplikation über einen Zeitraum von 48 Stunden garantiert. Im Gegensatz zu vorangegangenen Studien, in denen Bolusinjektionen verwendet wurden, konnte somit eine permanente Zytokinausschüttung, wie sie *in vivo* angenommen wird, nachvollzogen werden (10). Ein weiteres Modell zur zerebral-induzierten Immunsuppression wurde am Mausmodell zur zerebralen Ischämie angewendet (5).

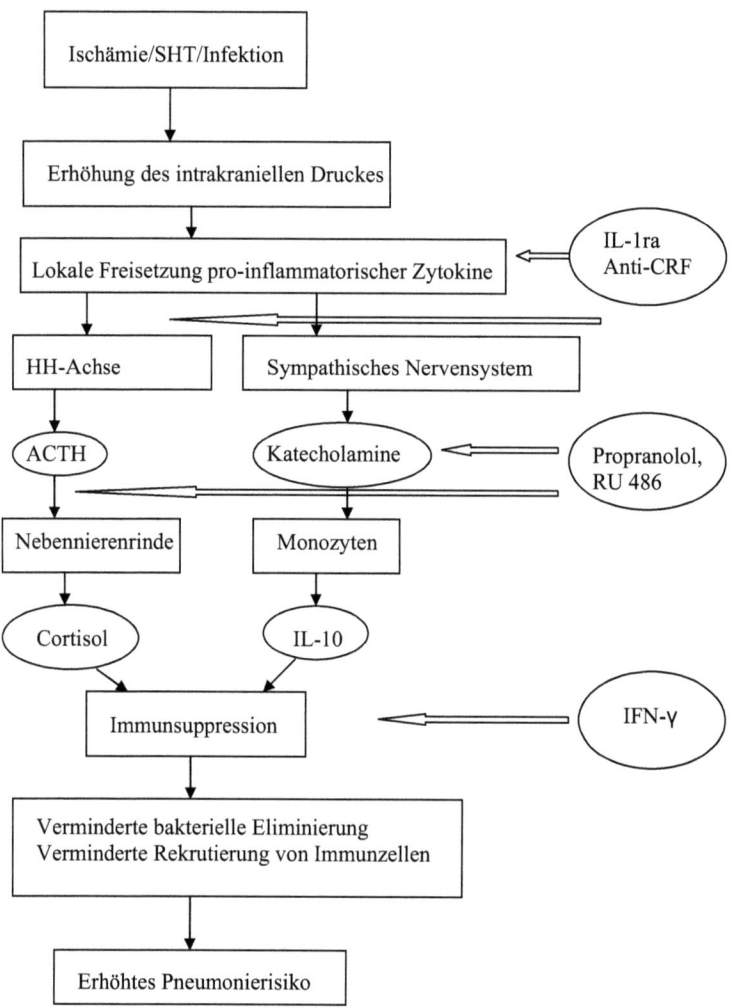

Abb.1 Schematische Darstellung der induzierten Immunsuppression nach Hirnläsion mit Erhöhung des intrakraniellen Druckes; z.B. nach Schädel-Hirn-Trauma (SHT), Infektion oder Ischämie. Es kommt zur Erhöhung der lokalen Zytokinkonzentration mit anschließender Aktivierung des sympathischen Nervensystems und der Hypothalamus-Hypophysen-Achse. Des Weiteren findet sich die Deaktivierung der Monozyten. Dies führt zu einem erhöhten Pneumonierisikos mit verminderter bakterieller Eliminierung und einer eingeschränkten Rekrutierung von Granulozyten in die Lunge.

1.2. Lunge und Immunsuppression

Die Lunge stellt die größte epitheliale Oberfläche im menschlichen Körper dar. Die komplexe Verzweigung der Bronchiolen und Bronchioli und schließlich der Alveolen bilden eine große Angriffsfläche für ständig eindringende Luftpartikel und Organismen wie Bakterien. Daher besitzt die Lunge zum Schutz ein komplexes immunologisches Abwehrsystem. Im immunkompetenten Patienten sind sowohl die spezifische (erworbene) als auch die unspezifische (angeborene) Immunabwehr aktiv. Die unspezifische Immunabwehr besteht aus anatomischen, mechanischen und biochemischen Komponenten. Dazu gehören neben dem Hustenreflex und dem Glottisschluss die muköziliäre Aktivität des endobronchialen Epithels, antimikrobiologische Moleküle, wie z.b. Lysozyme, und die Phagozytoseaktivität der Alveolarmakrophagen und neutrophilen Granulozyten. Trachea und Bronchien sind mit einem dreischichtigen Flüssigkeitsfilm, der aus einer oberflächlichen muzinreichen Schicht, des Surfactantfilms und der periziliären Flüssigkeit besteht, überzogen. Als erste mechanische Abwehr werden im oberen Respirationstrakt durch die aktive muköziliäre Bewegung und Produktion des glykoproteinhaltigen Schleims Partikel größer 5 µm eliminert. Kleinere Partikel können diese Barriere durchdringen und in den Alveolarraum gelangen. Dort werden sie in zweiter Linie mittels unspezifischer mikrobizider Moleküle für die nachfolgende Phagozytose durch Makrophagen zerstört. Lysozyme, Komplement, die Immunglobuline A und G, Fibronektin, Lipopolysaccharid(LPS)-bindendes Protein und Lactoferrin sind einige wichtige unspezifische mikrobizide Moleküle der unspezifischen alveolären Immunabwehr. Alveolarmakrophagen sind die vorrangigen Phagozyten im Alveolarraum. Sie besitzen eine ausgeprägte phagozytische, mikrobizide und sekretorische Funktion und spielen eine Schlüsselrolle bei der Zytokinbildung und Immunantwort. Einige Bakterien wie z.B. Mykobakterien, sind resistent gegen die mikrobizide Aktivität der Alveolarmakrophagen und replizieren sich intrazellulär. Zur Eliminierung dieser Bakterien werden daher noch weitere Abwehrmechanismen benötigt, wie z.b. die zellvermittelte Immunabwehr. Daher können Alveolarmakrophagen Zytokine und andere Mediatoren freisetzen, um Granulozyten aus dem Blut in den Alveolarraum zu locken (Rekrutierung = Recruitment). Diese durch die Alveolarmakrophagen freigesetzten Zytokine, z.B. Interleukin-8 (IL-8) oder Macrophage-inflammatory-protein-2 (MIP-2), Komplementfaktoren, einschließlich C3a und C5a, und Leukotrien B4, wirken chemotaktisch auf zirkulierende Granulozyten im Blut (42-44).

Nachfolgend werden wichtige Zytokine und ihre Funktion in der Lunge erklärt.

TNF-α war anfänglich bekannt für seine Fähigkeit, Nekrose zu induzieren. Inzwischen weiß man, dass er eine wichtige Rolle als früher Mediator in Entzündungsprozessen spielt. TNF-α wird von Alveolarmakrophagen als eines der ersten Zytokine sowohl in der antigen-spezifischen als auch der unspezifischen Immunantwort produziert. In zahlreichen Studien zeigte sich, dass in der Bronchoalveolar-Lavage (BAL) die TNF-α-Konzentration bei Pneumonie deutlich erhöht war. In weiteren experimentellen Studien fanden sich nach intrapulmonaler Applikation von LPS erhöhte TNF-α–Spiegel, denen eine Rekrutierung neutrophiler Granulozyten in den Alveolarraum folgte. Patienten mit akutem Atemnotsyndrom (*Acute respiratory distress syndrome* = ARDS) wiesen hohe Konzentrationen an TNF-α in der BAL auf. TNF-α wirkt jedoch nicht direkt chemotaktisch, sondern stimuliert die Produktion von Chemokinen in den Alveolarmakrophagen, die eine Chemotaxis auslösen (42, 45).

Interleukin-12 (IL-12) ist ein weiteres pro-inflammatorisches Zytokin, das eine wichtige Rolle in der Immunabwehr der Lunge spielt. Es stimuliert die TH-1-Antwort und die zellvermittelte Immunität bei Virus-, Pilz- und Mykobakterieninfektionen in der Lunge. In tierexperimentellen Studien konnte nachgewiesen werden, dass IL-12 auch die unspezifische Immunantwort in der Lunge beeinflusst. In klinischen Studien zeigte sich bei einem Immundefekt dieses Interleukins ein erhöhtes Infektionsrisiko, an einer durch Pneumokokken hervorgerufenen Pneumonie mit hohem nachfolgenden Risiko einer Sepsis zu erkranken (46).

Interferon-γ (IFN-γ) wird von T-Zellen produziert und besitzt antivirale und antitumorale Eigenschaften. IFN-γ ist ein wichtiger Stimulator der Zytokinproduktion in Alveolarmakrophagen. Dabei induziert es nicht die Produktion von TNF-α direkt, sondern verstärkt die LPS-induzierte TNF-α-Produktion. Tierexperimentell ließ sich nachweisen, dass die intratracheale Applikation von rekombinatem IFN-γ die Immunzellrekrutierung und die TNF-α-Freisetzung bei Applikation von Bakterienaerosol mit *Pseudomonas aeruginosa* verstärkte. Ähnliche Effekte zeigten sich im Tiermodell mit intrapulmonaler Verabreichung von *Legionella pneumophilia* und *Pneumocystis carinii* (47, 48). Auch in der Aktivierung der CXC-Chemokinfreisetzung ist IFN-γ bedeutsam. Zusätzlich bewirkt IFN-γ eine Freisetzung lysosomaler Enzyme aus neutrophilen Granulozyten und moduliert die Antigenpräsentation, die Zelldifferenzierung und die zytotoxische Immunantwort in Effektorzellen (43, 49).

Granulozyten-Kolonie-stimulierender-Faktor (G-CSF) ist ein hämatopoetischer Wachstumsfaktor, der die Proliferation und Reifung der myeloischen Vorläuferzellen der neutrophilen Granulozyten steuert. Mononukleäre Zellen, einschließlich Alveolarmakrophagen, produzieren selbst G-CSF nach Stimulation durch Zytokine (50). Während einer Pneumonie produzieren Alveolarmakrophagen G-CSF, so dass die Konzentration in der Lunge und im Blut deutlich erhöht ist (51-53). G-CSF spielt somit eine entscheidende Rolle in der Freisetzung neutrophiler Granulozyten, sowie deren Aktivierung, einschließlich der Produktion von Adhäsionsmolekülen, Chemotaxis, Phagozytose und intrazellulärer Bakterienvernichtung (44, 54, 55).

IL-10 ist ein anti-inflammatorisches Zytokin, das die Produktion pro-inflammatorischer Zytokine unter anderem von TNF-α, IL-1β, IFN-γ, IL-12, Macrophage-Inflammatory-Protein (MIP)-2 und MIP-1α vermindert (56). Es spielt daher eine wichtige Rolle in der Regulierung der spezifischen und unspezifischen Immunantwort. Des Weiteren schränkt IL-10 die Funktion von Granulozyten ein. Dazu gehören die Expression von CD11b (*Cluster of differentiation* = CD), die Freisetzung von Superoxiden und die Phagozytose (57). Es senkt die HLA-DR-Expression (Humanes-Leukozyten-Antigen = HLA) auf Monozyten bei Patienten mit septischem Schock und ist von Bedeutung in der Immunmodulation und Immunabwehr dieser Patienten (58). IL-10 wird von T-Zellen und Makrophagen im Rahmen der anti-inflammatorischen Immunantwort produziert. Es ist ein Gegenspieler des pro-inflammatorischen Zytokins TNF-α. Die Quotient von TNF-α / IL-10 ist bei Patienten mit ARDS erhöht (59). In Tierstudien konnte nachgewiesen werden, dass nach intrapulmonaler Gabe von *Streptococcus pneumoniae* und *Klebsiella pneumoniae* IL-10 in der Lunge deutlich erhöht war. Weiterhin fand sich nach systemischer Gabe von IL-10 und anschließender intrapulmonaler Gabe von *Streptococcus pneumoniae* eine verminderte Konzentration von intrapulmonalem TNF-α und INF-γ. Bei diesen Tieren traten deutlich erhöhte Bakterienzahlen in Lunge und Blutkulturen auf. Mäuse, die dagegen einen Anti-IL-10-Antikörper erhielten, wiesen eine höhere Konzentration an TNF-α sowie geringere Bakterienzahlen in Lunge und Blutkulturen auf. In einer weiteren Studie im Mausmodell konnte gezeigt werden, dass nach Gabe eines Anti-IL-10-Antikörpers bei Infektion mit *Klebsiella pneumoniae* eine Erhöhung der pro-inflammatorischen Zytokinkonzentration in der Lunge sowie eine verbesserte bakterielle Eliminierung auftraten (60, 61). Die systemische IL-10-Erhöhung im Blut findet sich auch bei Patienten nach Operationen oder Trauma (62). Daher wird angenommen, dass dieses Zytokin für die Beschränkung der pro-inflammatorischen Immunantwort eine wichtige Rolle spielt (57, 63).

Chemokine sind Zytokine, die chemotaktisch auf Leukozyten wirken. Diese Peptide werden von verschiedenen Zelltypen in funktionaler Abhängigkeit der Expression des jeweiligen Rezeptors an der Leukozytenoberfläche als Antwort auf inflammatorische Reize gebildet. Das erste entdeckte Chemokin wurde später als IL-8 spezifiziert (54, 64, 65). CXC-Chemokine sind Chemokine, die in der NH_2-terminalen Region des fertigen Proteins eine einzige Aminosäure zwischen zwei Cysteinen haben. Je nach Vorhandensein einer Glutamat-Leucin-Arginin-Sequenz (ELR) können ELR-positive und ELR-negative Chemokine unterschieden werden. ELR-positive Chemokine sind potente, auf neutrophile Granulozyten chemotaktisch wirkende Chemokine und Aktivatoren der Angiogenese. ELR-negative Chemokine sind eher chemotaktisch für Monozyten und Inhibitoren der Angiogenese. Wichtig für die Immunabwehr der Lunge sind daher ELR-positive Chemokine, die die bakterielle Eliminierung und die neutrophile Rekrutierung induzieren und verstärken (17, 65). Zusätzlich zu ihrer chemotaktischen Funktion aktivieren Chemokine auch die Expression von

Oberflächenfaktoren, die Phagozytose und die Neutralisierung freier Radikale. Des Weiteren können sie eine Apoptose induzieren (66, 67).

IL-8 ist ein CXC-Chemokin, das chemotaktisch und aktivierend auf neutrophile Granulozyten wirkt. Der Konzentrationsgradient an Chemokinen entlang der Alveolar-Kapillar-Membran ist entscheidend für den Übertritt der Granulozyten vom Blut in den Alveolarraum. IL-8 wird in der Lunge vor allem im Rahmen von Infektionen von Alveolarmakrophagen produziert. Eine Verminderung der Chemokinkonzentration in den Luftwegen hat zur Folge, dass weniger Granulozyten aktiviert und angelockt werden (66, 67).

Neutrophile Granulozyten stellen den zahlenmäßig größten Anteil der intravaskulär zirkulierenden Phagozyten dar. Sie sind somit für die Immunabwehr bei bakteriellen Infektionen bedeutsam. Unter gesunden Bedingungen ist nur ein kleiner Anteil der Granulozyten im Alveolarraum auffindbar. Der weitaus größere Teil ist im Kreislauf vorhanden, von wo aus die Chemotaxis ins Lungengewebe nach Aktivierung erfolgt. In diesem Pool sind etwa 40% des Gesamtbestandes an neutrophilen Granulozyten. In Tierstudien fand sich drei bis vier Stunden nach intratrachealer Applikation von LPS oder Bakterien eine deutliche Zunahme der Immunzellrekrutierung, so dass in der BAL der Anteil der neutrophilen Granuloyzten auf 60 bis 80% stieg. Gleichzeitig regulieren neutrophile Granulozyten auch die lokale Immunantwort, indem sie bestimmte Zytokine wie TNF-α, IL-1β und MIP-2 produzieren (68). Neben dieser Rolle im unspezifischen Abwehrsystem der Lunge können neutrophile Granulozyten durch die Produktion freier Radikale und Enzyme auch eine beträchtliche pulmonale Gewebsschädigung hervorrufen (69).

Ein besonderer Aspekt der pulmonalen Immunabwehr ist die selektive Kompartimentalisierung bestimmter Zytokine und Chemokine, die in der Lunge produziert werden (70). Tierexperimentelle Studien haben gezeigt, dass nach intratrachealer Applikation von LPS oder Bakterien ein schneller Anstieg der TNF-α- und MIP-2-Konzentration in der Bronchiallavage auftrat, ohne dass sich dieser Anstieg im Blut fand (71). Interessanterweise trat bei intravenöser Injektion von LPS im Serum eine deutliche Erhöhung der Konzentration von TNF-α und MIP-2 auf, während in der Bronchiallavage die Zytokine nicht nachweisbar waren. Ergänzend dazu gab es Untersuchungen an freiwilligen Probanden, wo sich nach intravenöser Injektion von LPS eine deutliche Erhöhung der zirkulierenden pro-inflammatorischen Zytokine wie TNF-α, IL-1β, IL-6 und IL-8 fand. Dagegen zeigte sich in der Bronchiallavage keine Erhöhung dieser Zytokine (72). Patienten mit unilateraler Pneumonie haben eine kompartimentbezogene Immunreaktion mit einer lokalen Zunahme der Konzentration von TNF-α, IL-1β, IL-6 und IL-8. Es wird daher angenommen, dass diese Kompartimentalisierung der pro-inflammatorischen Zytokine die lokale Beschränkung der Entzündung bestimmt. Im Gegensatz dazu gibt es jedoch auch Zytokine, die nicht auf das jeweilige

Kompartiment bezogen sind, sondern nach intratrachealer Stimulierung mit LPS sowohl in der Bronchiallavage als auch im Serum auftraten. Dazu gehören vor allem G-CSF und Cytokine-Induced-Neutrophil-Chemoattractant (CINC) (54, 55, 70). In Abhängigkeit ihrer Funktion tritt daher eine Kompartimentalisierung der Zytokine auf. G-CSF ist besonders für die Rekrutierung der neutrophilen Granulozyten wichtig, während CINC die Aktivierung und Empfindlichkeit der Granulozyten für andere Zytokine beeinflusst (71).

Die spezifische Immunität der Lunge besteht sowohl aus der humoralen als auch der zellulären Immunität. Die spezifische Immunantwort ist ein komplexes Zusammenspiel aus antigenpräsentierenden Zellen (z.b. Alveolarmakrophagen) und Lymphozyten, sowohl T- als auch B- Lymphozyten. Antigenpräsentierende Zellen haben die Aufgabe, das Antigen aufzunehmen, zu prozessieren und dann auf ihrer Oberfläche zu präsentieren. Dabei werden MHC-Klasse-II-Moleküle auf der Oberfläche exprimiert, die von CD4+-Lymphozyten erkannt werden. Die aktivierten CD4+-T-Lymphozyten entwickeln sich zu spezifischen T-Helfer(Th)-Zellen und produzieren verschiedene Zytokine. Diese sind wichtig für die Regulierung der Proliferation und die Aktivierung von Immun-Effektor-Zellen einschließlich B-Lymphozyten und zytotoxischen T-Zellen(CTL). Die Art der Zytokine, die von den Helferzellen produziert werden, bestimmt, ob humorale oder zellvermittelte Immunwege aktiviert werden. Die dendritischen Zellen der Lunge, die im Interstitium liegen, sind potente antigenpräsentierende Zellen. Alveolarmakrophagen haben im Vergleich zu dendritischen Zellen eine eher weniger ausgeprägte Funktion der Antigenpräsentation. Sie sind jedoch wichtig im „Antigen Transfer"; d.h., dass hier das Antigen durch den Alveolarmakrophagen aufgenommen, prozessiert und zur Antigenpräsentation an die antigenpräsentierende Zelle weitergegeben wird. Bei bestimmten Erkrankungen, die einen Mangel an CD4+-Zellen aufweisen, insbesondere bei einer Infektion mit HIV (*Human-immundeficiency-virus*), können Alveolarmakrophagen die Proliferation von T-Lymphozyten stimulieren. Im Allgemeinen diffundieren Antigene direkt in die regionalen Lymphknoten oder werden von antigen-präsentierenden Zellen aufgenommen und in die regionalen Lymphknoten transportiert. Dort wird die Immunantwort initiiert. Die differenzierten B- und T-Lymphozyten werden mit dem zirkulierenden Blut in die Lunge transportiert und verbleiben im Interstitium oder Alveolarraum. Die Dauer für die spezifische Immunantwort für ein neues Antigen beträgt Tage bis Wochen. Während dieses Prozesses werden ebenfalls Gedächtnis-B- und T-Lymphozyten gebildet, die dann beim zweiten Kontakt mit dem Antigen die Immunantwort schneller initiieren können. Im gesunden Organismus fungieren in der Lunge Lymphozyten als Gedächtniszellen (55, 73).

1.3. Pneumonie-Tiermodell

Beim immunsupprimierten Patienten besteht die Prädisposition zur Entstehung einer Pneumonie. Relevant sind vor allem opportunistische Keime, die im Respirationstrakt schon vorhanden sind und im immuneingeschränkten Organismus zur Infektion führen. Häufige Keime sind *Staphylococcus aureus*, *Streptococcus pneumoniae* und *Klebsiella pneumoniae* (4, 74). Im Tiermodell wurde nach Induktion der Immunsuppression eine Pneumonie über die Bakteriengabe verursacht. Einige Studien an Ratten verwendeten das Modell der intratrachealen Bakterienapplikation über einen Halsschnitt und die direkte intratracheale Injektion (74-77). In anderen wurde die Applikation per Aerosol verwandt (47). Nachteilig war hierbei, dass eine gezielte intrapulmonale Gabe einer exakten Bakterienmenge nicht gewährleistet werden konnte. Ein Vorteil war, dass die Tiere keiner erneuten Narkose und damit keinem erneuten Stress ausgesetzt waren. Gerade bei infektiösen Stämmen bewährte sich die intratracheale Gabe aus Gründen der Kontamination, da es über die intratracheale Applikation möglich war, eine definierte Menge möglichst exakt nach intratracheal bzw. intrabronchial zu applizieren. Dieses Modell wurde an der Ratte in einigen Studien zur Antibiotikaresistenztestung sowie zur Messung des Grades der Immunsuppression angewandt (74, 75, 77).

In einigen Tierstudien wurde das Pneumoniemodell mit einer experimentell induzierten Immunsuppression kombiniert. So wurde im Rahmen zur Untersuchung des erhöhten Pneumonierisikos nach ischämischem Schlaganfall ein Pneumoniemodell mit der intranasalen Bakterienapplikation in der Maus verwendet (78). Eine weitere Studie am Mausmodell zur Pneumonieanfälligkeit nach experimenteller Laparotomie wies eine verminderte bakterielle Eliminierung von *Escherichia coli* nach (79). In tierexperimentellen Studien zur Immunsuppression nach Alkoholintoxikation wurden Pneumoniemodelle mit unterschiedlichen Bakterien verwendet, um Ursachen des erhöhten Pneumonierisikos zu klären (75). Sie sind jedoch nur bedingt auf die zerebral-induzierte Immunsuppression anwendbar. Bei alkoholkranken Patienten besteht eine verstärkte Freisetzung von IL-10 aus Monozyten (80-82), sowie eine verminderte Expression von MHC-Klasse-II-Molekülen auf antigenpräsentierenden Zellen (83-85). Im Pneumoniemodell der Ratte konnte zusätzlich eine verminderte Produktion von TNF-α aus Alveolarmakrophagen (45) und eine eingeschränkte Granulozytenadhäsion nachgewiesen werden (86).

1.4. Streptococcus pneumoniae

Einer der am häufigsten nachgewiesenen Keime des Respirationstraktes ist *Streptococcus pneumoniae*. Es handelt sich um grampositive, rund-ovale Kokken mit einer Größe von 0,5-1,25µm, die paarweise gelagert sind (87). Die aneinander liegenden Zellen sind von einer Polysaccharidkapsel umgeben, die anhand der chemischen Struktur des Kapselpolysaccharids in serologische Typen eingeteilt werden kann. Die Polysaccharidkapsel bestimmt die Pathogenität. Während der Vermehrung werden Kapselpolysaccharide abgegeben, die Antikörper neutralisieren und die für die Phagozytose notwendige Opsonierung der Erreger hemmen. Es bestehen deutliche Unterschiede in der Virulenz der Kapseltypen. Unbekapselte Stämme sind avirulent. Weitere Virulenzfaktoren sind Pneumolysin, ein sauerstofflabiles hämolysierendes Enzym, sowie IgA-Protease. Pneumokokken besiedeln die Schleimhäute des oberen Respirationstraktes. Die wichtigste Erkrankung ist die Lobär- bzw. Bronchopneumonie, die vor allem bei abwehrgeschwächten Patienten auftritt (87). Neben einem hohen Alter und einer allgemeinen Abwehrschwäche prädisponieren Alkoholismus (75), kardiopulmonale und leukopenische Grunderkrankungen sowie eine Milzexstirpation die Erkrankung an einer Pneumonie. Weitere Erkrankungen, die durch *Streptococcus pneumoniae* hervorgerufen werden können, sind die akute Otitis media, die Exazerbation einer chronisch-obstruktiven Bronchitis, die Sinusitis und eine Meningitis (87).

1.5. Herleitung einer Aufgabenstellung

In bisherigen Studien unserer Arbeitsgruppe am Rattenmodell konnte die zerebral induzierte Immunsuppression via intrazerebraler Applikation von IL-1β nachgewiesen werden (10). Hierbei zeigte sich, dass nach einer IL-1β-bedingten Aktivierung des sympathischen Nervensystems eine erhöhte Freisetzung von anti-inflammatorischem IL-10 erfolgte. Weiterhin konnte gezeigt werden, dass eine Schädigung von Hirngewebe und ein Anstieg des intrakraniellen Druckes eine Freisetzung lokaler pro-inflammatorischer Zytokine hervorrief. Zudem kam es zur Aktivierung des sympathischen Nervensystems mit Freisetzung von Katecholaminen. Der Anstieg von Adrenalin und Noradrenalin führte zur Freisetzung von IL-10 und damit zur Immunsuppression. In klinischen Studien an Patienten mit nachgewiesener zerebral vermittelter Immunsuppression fanden sich deutlich erhöhte IL-10-Konzentrationen im Plasma. Die Pneumonie war als häufigste extrakranielle Komplikation vertreten. In einem Ratten-Modell sollte daher untersucht werden, ob die zentral-vermittelte systemische Immunsuppression eine biologische Relevanz bezüglich eines erhöhten Infektionsrisikos aufwies. Anhand einer experimentellen Pneumonie sollte das Infektionsrisiko nach intrazerebraler IL-1β-Applikation überprüft werden. Dieses Modell war daher geeignet, weil es zwei komplexe Systeme kombiniert und den Einfluss beider aufeinander prüft. Das Ratten-Pneumonie-Modell wurde bereits zur Untersuchung der immunsuppressiven Wirkung des Alkohols genutzt. Hier zeigten sich neben einer verminderten Rekrutierung von Blutleukozyten und einer Verminderung von TNF-α im Plasma auch eine Verringerung der bakteriellen Eliminierung. Mit Gabe von IFN-γ konnten diese Parameter zum Teil normalisiert werden (88).

Somit bestanden bereits zwei etablierte Modelle, die sowohl die zerebral induzierte Immunsuppression als auch das Pneumoniemodell aufwiesen. Zudem ließen sich anhand dieser Modelle auch Mittel zur Hemmung der Immunsuppression erproben, z.B. nach Gabe von Propranolol. In dieser Arbeit sollten die Auswirkungen der zentral-bedingten Immunsuppression auf das Pneumonierisiko im Rattenmodell untersucht werden. Anhand der Anzahl der Bakterienkolonien und Zytokinveränderungen in Lunge und Serum sollten Rückschlüsse auf die Immunsitutation nach intrazerebraler IL-1β-Infusion gezogen werden.

2. Angewandte Methoden und Versuchsaufbau

2.1. Material und Methoden

Nach einer Schädigung von Hirngewebe, einschließlich einer Kontusion, einer Infektion oder eines Infarktes, kommt es zu einer lokalen Entzündungsreaktion mit Freisetzung pro-inflammatorischer Zytokine, vor allem IL-1β, IL-6 und TNF-α. Diese Zytokine können als Neurotransmitter wirken und direkte Effekte im zentralen Nervensystem auslösen, einschließlich Fieber, Schlaf und einer Stimulation der HH-Achse sowie des sympathischen und parasympathischen Nervensystems (10). In bisherigen Tiermodellen der zerebral-induzierten Immunsuppression wurden die Entzündungsreaktion und die anschließende Zytokinfreisetzung anhand von Bolusinjektionen des jeweiligen Zytokins nachvollzogen (10, 89, 90). Es wurde daher ein Rattenmodell der kontinuierlichen zerebroventrikulären Zytokininfusion über einen Zeitraum von 24 - 48 Stunden entwickelt, das eine gleichmäßige, definierte Menge des Zytokins appliziert (10, 39). In weiteren Tierstudien am Rattenmodell stellte sich IL-1β im Vergleich zu intrazerebroventrikulär appliziertem TNF-α als potentes pro-inflammatorisches Zytokin mit Wirkung sowohl auf die lokale Zellinvasion als auch auf die periphere Immunsuppression dar. Daher wurde intrazerebral appliziertes IL-1β zur Induktion der Immunsuppression verwendet (10).

Die Tierversuche wurden vom Berliner Landesamt für Arbeitsschutz, Gesundheitsschutz und technische Sicherheit (LAGetSi) unter dem Aktenzeichen des SFB-Projektes SFB 507/B15 und der Projektnummer Go139/01 registriert und genehmigt. Die tierärztliche Beratung erfolgte über die tierexperimentelle Einrichtung der Charité, Campus Virchow, Berlin, unter Leitung von Herrn PD Dr. Große-Siestrup.

Es wurden männliche Spargue-Dawley Ratten mit einem Gewicht von 250 - 300 Gramm (Harlan-Winkelmann, Borchen) verwendet. Alle Tiere wurden in Käfigen zu höchstens fünf Tieren im 12stündigen Tag-Nachtrhythmus gehalten und erhielten die übliche Nagerkost. 141 Tiere wurden insgesamt benötigt; davon wurden 113 Tiere der kraniellen Operation unterzogen. 10 Tiere wurden zum Erlernen der Technik des Pneumoniemodells sowie zur Erprobung der bestmöglichen intratrachealen Applikation verwendet. 23 Tiere erhielten Klebsiellen, von denen 19 Tiere in die Auswertung eingeschlossen wurden. 53 Tiere wurden in Berlin der Applikation von *Streptococcus pneumoniae* unterzogen; an der Louisiana State University erhielten 35 Tiere *Streptococcus pneumoniae*. 45 Tiere konnten in den USA für die Versuche verwendet werden. 15 Tiere wurden für die Durchflusszytometrie benötigt (*Tabelle 1*).

Tab.1 **Verwendung der Tiere pro Versuchsreihe**

Anzahl der Ratten	Verwendung
5	Prüfen der Technik des Pneumoniemodells (USA)
10	Erlernen der Technik der Pneumoniemodells (Berlin)
15	Pumpenimplantation für Durchflusszytometrie
88	Pneumokokkeninjektion (gesamt)
23	Klebsielleninjektion
141	Gesamt

2.1.1. *Methode und Technik der intrazerebroventrikulären Zytokinapplikation*

Es wurden ALZET®-Minipumpen des Typs 1003D implantiert, die mit einem Infusionssystem zur intrazerebralen Infusion verbunden waren (ALZET® Mini-Pumpen, Model 1003D, ALZET®-zerebrales-Infusionsset, Alza, Palo Alto, CharlesRiver, CA, USA). Die über einen osmotischen Gradienten betriebene Pumpe produzierte nach einer Inkubations- und Auffüllzeit von mindestens 6 Stunden mit einer Flussrate von 1µl/Stunde die gewünschte Füllmenge über die Infusionskanüle in das Gewebe. Das Model 1003 D garantierte einen kontinuierlichen Fluss über einen Zeitraum von

96 Stunden bei einer Füllmenge von 100μl. Die IL-1β-Konzentration in der Pumpe betrug 10μg/ml, so dass 10ng Zytokin/Stunde gefördert wurden. Je nach Versuchsreihe erfolgte die Infusion über 18 bis maximal 48 Stunden. Um einen sofortigen Infusionsbeginn nach der Implantation zu gewährleisten, wurden die Pumpen nach Auffüllung in NaCl 0.9% für 12 Stunden bei 37°C inkubiert. Ein Tropfen am Infusionsstück bestätigte vor Implantation die Funktionstüchtigkeit der Pumpe, die korrekte Auffüllung und sicherte den sofortigen Beginn der Infusion nach Implantation.

Zur Auffüllung der Pumpe wurde Ratten-rekombinantes Interleukin-1β (rrIL-1β, R&D-Systems, Minneapolis, USA) verwandt. Lösungsgrundlage war eine Mischung aus einem Teil Humanalbumin 4% (DRK-Blutspende-Dienst, Springe, Deutschland) gelöst auf drei Teile NaCl 0,9%. Bei den IL-1β-Tieren wurde je nach Anzahl der zu füllenden Pumpen die Menge der Zytokinstocklösung mit einer Konzentration von 100μg/ml hinzugefügt, so dass sich in den Pumpen die gewünschte Infusionskonzentration von 10μg/ml befand. Die Vehikeltiere erhielten alleinig die Albumin/NaCl 0,9%-Lösung.

Zur Operation der Tiere wurde ein stereotaktischer Rahmen (David Kopf Instruments, Tujunga, CA, USA) mit selbstentworfener Narkosemaske, die mit dem Narkosegerät verbunden war, verwendet. Mittels des stereotaktischen Atlas für Ratten konnten die Koordinaten für die korrekte Platzierung der Infusionskanüle bestimmt werden (91). Für die intrazerebroventrikuläre Infusion betrugen sie 0,8mm nach posterior und 1,2mm nach lateral vom Bregma aus gemessen. Die Eindringtiefe unter der *Dura mater* wurde anhand der Länge der Infusionskanüle auf 3,8mm festgelegt. Des Weiteren wurden chirurgische Instrumente, ein Bohrer mit einem Durchmesser von 2mm (Dremel Moto-Tool, Wood Dale, IL- USA), Histoacrylkleber (R&D-Systems, Minneapolis, USA) sowie Nahtmaterial (Braun, Tuttlingen, Deutschland) verwendet. Die Inhalationsnarkose zur Anästhesie der Tiere erfolgte nach kurzer Inhalationsnarkose in einem geschlossenen Gefäß über eine Maske mit einem Gemisch von 2,0%-Isofluran (Deltaselect Dreieich, Deutschland) und Stickstoff/ Sauerstoff (N_2O/O_2 : 0,5 l/min; 0,25 l/min).

Nach Einspannen des narkotisierten Tieres in den stereotaktischen Rahmen mithilfe zweier Ohrenstifte, die die Mittigkeit und Fixierung des Schädels im Rahmen gewährleisteten, wurde die Inhalationsnarkose über die Maske fortgeführt. Nach parietaler Hautinzision aller Schichten wurde das Bregma freigelegt und per stereotaktischem Rahmen die oben genannten Koordinaten zur Bohrlochtrepanation vom Bregma ausgehend festgelegt. Mithilfe des Bohrers konnte die Bohrlochtrepanation durchgeführt werden ohne dabei die *Dura mater* zu verletzen. Anschließend wurde eine Hauttasche im Nacken des Tieres zur Versenkung der Pumpe in stumpfer Präparation angefertigt. Die Pumpe wurde in der Hauttasche versenkt. Anschließend konnte mit dem Greifarm des Stereotaxierahmens die Pumpe orthograd über die Bohrlochtrepanation eingeführt werden und mit Histoacrylkleber am knöchernen Schädel fixiert werden. Nach Trocknung des Klebers (circa 2

Minuten) wurde die Haut über der Pumpe mittels fortlaufender Naht sicher verschlossen. Während des Trocknungsprozesses wurde das Tier zur Abatmung des Narkosegases mit reinem Sauerstoff beatmet, um eine postoperative Hypoxie zu verhindern. Die Gesamtdauer der Prozedur betrug circa 20 Minuten. Sowohl bei den IL-1β-Tieren als auch bei den Vehikeltieren war die Durchführung gleich.

2.1.2. Blutabnahmen

Die Blutabnahmen zu den jeweiligen Zeitpunkten wurden mit einer Glaskapillare (Steiner GmbH Chemie und Labortechnik, Siegen Eiserfeld, Deutschland) über eine Punktion des *Plexus orbitalis* am inneren Augenwinkel durchgeführt. Dabei wurde der Kopf des Tieres nach ausreichender Inhalationsnarkose zwischen Daumen und Zeigefinger genommen und die Kapillare am inneren Augenwinkel entlang bis auf den Knochen geführt. Durch Reiben auf dem Knochen wurde der *Plexus orbitalis* perforiert. Das Blut stieg die Kapillare auf und konnte in einem mit einem Tropfen Heparin-Natrium (Braun, Meisungen, Deutschland) gefüllten Gefäß (Eppendorf AG, Hamburg, Deutschland) aufgefangen werden. Nach Erlernen dieser Technik betrug die Dauer der Prozedur circa eine Minute. Der Vorteil bestand in der Möglichkeit der mehrmaligen Blutentnahme, so dass diese Prozedur am selben Auge zu verschiedenen Zeitpunkten mit wenig Aufwand in kurzer Zeit durchgeführt werden konnte.

Das gewonnene Blut wurde nach Zentrifugation zur Zytokinbestimmung im Plasma und als Vollblut zur Durchführung der Durchflusszytometrie verwendet. Das Plasma wurde in Kryogefäßen bei -80°C aufbewahrt. Weiterhin wurden Blutausstriche auf Objektträgern angefertigt, mit Hämatoxylin und Eosin gefärbt und mittels Lichtmikroskop (Zeiss, Jena, Deutschland) und Hämatozytometer (Braun, Meisungen, Deutschland) ausgezählt.

Aus praktischen Gründen wurden alle Proben zur Durchführung des Zytokin-ELISA (=*Enzyme-linked-Immunosorbent-Assay*) bei -80°C gesammelt und zu einem späteren Zeitpunkt analysiert. Die Durchflusszytometrie erfolgte aus Gründen der Zellkonservierung im Anschluss an die Tiertötung, da das Blut für optimale Ergebnisse nicht länger als 24 Stunden nach Entnahme bei einer Kühlschranktemperatur von +04°C aufbewahrt werden konnte.

2.1.3. Tiertötung

Zum Abschluss der jeweiligen Versuche erfolgte die Tötung der Tiere durch Ausbluten nach Durchtrennung der *Vena cava inferior* über einen abdominellen Schnitt. Vor der Durchtrennung konnte über eine Punktion der *Vena cava inferior* Blut abgenommen werden. Über den gleichen Schnitt wurden nach der Tötung Leber und Milz entnommen. Dann konnte über die Eröffnung des Thorax die Lunge steril entfernt werden. Nach Einspannen und Fixieren des Kopfes in den stereotaktischen Rahmen erfolgte die Entnahme von Liquor über die Punktion der *Cisterna magna* mit einer feinen Kanüle (G 23, Braun, Tuttlingen, Deutschland) und Spritze (Braun, Meisungen, Deutschland). Anschließend konnte das Gehirn nach Eröffnung des Schädels entnommen werden. Der entnommene Liquor wurde je nach gewonnener Menge in einem Kryogefäß bei -80°C zur späteren Zytokinbestimmung gefroren und/oder zur Zellauszählung in der Neubauer-Zählkammer gebraucht. Dazu wurden 10µl Liquor und 90µl Eisessig (C_2H_5OOH) vermischt und 10µl dieses Gemisches zur Zählung verwendet. Nach Beendigung der Organentnahme erfolgte die vorschriftsmäßige Entsorgung der Tierkadaver.

Alle entnommenen Organe wurden größtenteils in Kryogefäßen (Eppendorf AG, Hamburg, Deutschland) bei -80°C aufbewahrt. Die zur mRNA-Extraktion bestimmten Organe und Organanteile wurden in Mengen von 50 bis 100mg in 1ml TRIzol® (Invitrogen, Gibco Inc., Carlsbad, Kalifornien, USA) bei -80°C in Kryogefäßen gefroren und zu einem späteren Zeitpunkt verwendet.

2.1.4. Durchführung der Durchflusszytometrie

Zur Durchführung der Durchflusszytometrie wurde ein von unserer Arbeitsgruppe mehrfach erprobtes Protokoll verwendet. Nach Beginn der intrazerebralen Infusion erfolgten die Blutabnahmen in Abständen von 06 Stunden über einen Zeitraum von 24 Stunden.

Die Durchflusszytometrie ist eine Methode zur quantitativen Bestimmung von Oberflächenmolekülen und intrazellulären Molekülen in einem Flüssigkeitsstrom. Grundlage ist die Antigen-Antikörper-Reaktion, die mit einem Fluoreszenz-markiertem Farbstoff durchgeführt wird. Zur Analyse werden die Zellen einer Suspension durch hydrodynamische Fokussierung in einem Flüssigkeitsstrom aneinander gereiht und durch einen für die Messung geeigneten gebündelten Laserstrahl geleitet (*Abb. 2*). Die Anregung der Elektronen bringt diese auf ein höheres Energieniveau. Nach dem Laserimpuls fallen die Elektronen auf das Ursprungsniveau zurück, wodurch die Energie im Sinne einer emitierten Photonenkonzentration freigegeben und von einem

Photodetektor registriert wird. Bei Registrierung der Streuung und Beugung des Lichtes lässt sich die Binnenstruktur wie Granularität und Zellgröße erkennen (*Abb.3*). „Vorwärtsstreulicht" (*Forward Scatter* = FSC) wird durch die Beugung des Lichtes erreicht und korreliert mit der Zellgröße. Das „Seitwärtsstreulicht" (*Side Scatter* = SSC) entsteht durch Brechung des Lichtes und ist abhängig von der Granularität und Membranfaltung der Zelle. Gleichzeitig können mehrere Farbstoffe eingesetzt werden, da die Farbstoffe trotz gleicher Wellenlänge verschiedene Emissionsspektren besitzen. Das FACS-Calibur®-Gerät (Becton Dickenson) verwendet einen Argonlaser (488nm) mit einer roten Laserdiode (633nm) und ermöglicht die Analyse von vier Farben gleichzeitig.

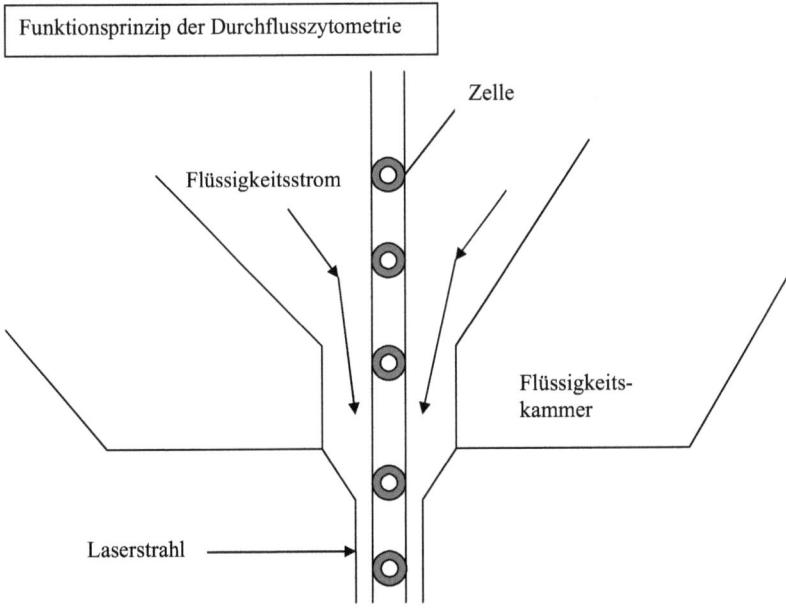

Abb.2 Prinzip der hydrodynamischen Fokussierung und Leitung der einzelnen Antikörper-markierten Zelle durch den Laserstrahl

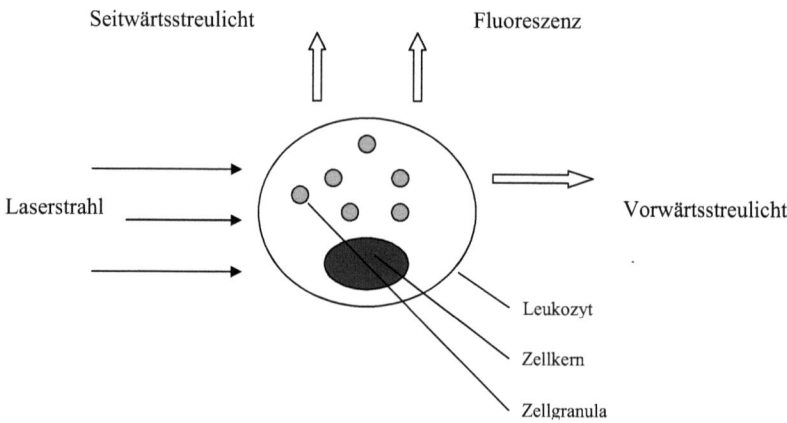

Abb.3 Prinzip der Lichtemission bei Auftreffen des Laserstrahls auf die Antikörper-markierte Zelle

2.1.4.1. Blutprobenaufbereitung

Nach der Blutentnahme zu den Zeitpunkten 0, 06, 12, 18 und 24 Stunden nach Beginn der intrazerebralen IL-1β-Infusion wurde das heparinisierte Blut in ein Falcon®-Röhrchen (15ml Volumen, Becton Dickinson, Heidelberg, Deutschland) pipettiert. Der erste Schritt bestand in der Zerstörung der Erythrozyten mittels Zugabe von 14ml Lysepuffer. Nach einer Wirkzeit von 7 Minuten bei Raumtemperatur erfolgte die Zentrifugation bei 2000 U/min für 10 Minuten mit anschließendem Absaugen des hämolytischen Überstandes. Danach wurde der Leukozytenpellet nach Zugabe von 2 ml PBS (Natriumphosphatpuffer, Becton&Dickenson, Heidelberg, Deutschland) gewaschen, bei 2000 U/min für 10 Minuten zentrifugiert und der Überstand abgesaugt. Dieser Schritt musste wiederholt werden, um eine gute Auswaschung des Lysepuffers zu erreichen. Danach konnten die Leukozyten in 1ml RPMI/10%FBS- Lösung (RPMI=Rosewell-Park-Memorial-Institute-Medium, Sigma Aldrich, Deutschland; FBS = Fetal Bovine Serum, Zen Bio, Bio Cat, Deutschland) resuspendiert werden.

2.1.4.2. Stimulation und Golgiblockade

Diese Suspension wurde auf eine Zellkulturplatte aufgetragen, in deren Vertiefungen jeweils 1ml der RPMI/10%FBS-Lösung gefüllt wurde. Anschließend konnten die restlichen 25ml der RPMI/10%FBS-Lösung mit den Stimulatoren Phorbol-12-Myristat-13-Acetat (PMA) und Ionomycin zur Stimulation der Gedächtnis- und Effektorzellen und LPS zur Stimulation der Monozyten und Makrophagen versetzt werden. PMA stimuliert durch Aktivierung der Proteinkinase C den T-Zell-Rezeptor. Ionomycin bewirkt einen Kalziumeinstrom in die T-Zelle. Zusätzlich erfolgte in jede Vertiefung die Zugabe von Monensin als Blocker des Golgi-Apparates, um den Proteintransport von endosomalen zu lysosomalen Strukturen zu blockieren. Dieser Ansatz wurde über 3 Stunden bei 37 °C / 5% CO_2-Atmosphäre inkubiert.

2.1.4.3. Färbung der membranständigen CD-Moleküle

Es wurden fluorenszenzmarkierte Antikörper benötigt, so dass die CD-Moleküle CD11b/c für Monozyten und CD3 für Lymphozyten mit dem Farbstoff Fluoreszeinisothyiocyanat (FITC) grün gefärbt wurden. Für die Zytokine IL-10 und TNF-α wurde der rote Farbstoff Phyocoerythrin (PE) verwendet. Folgende Antikörper (alle von Pharmingen, BD Bioscience, Heidelberg, Deutschland) wurden angewendet:

-Antikörper-PE *hamster-anti-rat/ mouse TNF-α*

-Antikörper-PE *mouse anti-rat IL-10*

-Antikörper-PE *hamster IgG isotype control*

-Antikörper-PE *mouse IgG 2bk isotype control*

-Antikörper-FITC *mouse anti-rat CD3*

-Antikörper-FITC *mouse anti-rat CD11b/c*

Der Inhalt der Vertiefungen der Inkubationsplatte wurde nach Ablauf der Inkubationszeit auf jeweils 5 Röhrchen verteilt und mit 2ml FACS-Puffer (Puffer aus PBS, FBS, 0,1% NaN_3 und 0,03% Saponin, alles von BD Bioscience, Heidelberg, Deutschland) gewaschen. Anschließend konnten die Antikörper nach Schema in die entsprechenden Röhrchen gegeben werden (*Tab. 2*)

Tab.2 **Aufteilung der Antikörper zur Färbung der membranständigen CD-Moleküle und intrazellulären Zytokine**

Antikörper/Röhrchennummer	1	2	3	4	5
1. FITC (grün)	CD3	CD3	CD11b/c	CD11b/c	isotype
2. PE (rot)	TNF-α	IL-10	TNF-α	IL-10	isotype

Das Anmischen der Antikörper erfolgte für die erste Antikörpermischung CD11b/c/CD3 mit FACS-Puffer. Es wurden etwa 100µl der 1:100Antikörper/FACS-Puffer-Mischung (55µl Antikörper/5,5ml FACS-Puffer) pro Röhrchen benötigt. Anschließend wurde die Antikörpermischung auf die Zellen gegeben und für 20 Minuten im Dunkeln bei Zimmertemperatur inkubiert.

2.1.4.4. Permeabilisierung und Färbung der intrazellulären Zytokine

Nach Abschluss der Inkubation wurden die Proben erneut mit 2ml FACS-Puffer gewaschen, bei 2000 U/min über 10 Minuten zentrifugiert und über Nacht bei 4°C im Dunkeln mit jeweils 500µl Para-Form-Aldehyd-Lösung (PFA) fixiert. Am nächsten Tag konnte nach Waschung mit 2ml FACS-Puffer und Zentrifugation der zweite Antikörper zur Färbung der intrazellulären Zytokine (IL-10, TNF-α) hinzu gegeben werden. Zur Permeabilisierung der Zellmembran wurde daher der Antikörper statt in FACS-Puffer in Saponin gelöst. Für jedes Röhrchen wurden 100µl einer 1:100 Antikörper/Saponin-Lösung (55µl Antikörper/ 5,5ml Saponin) benötigt. Nach 30-minütiger Inkubation im Dunkeln bei Zimmertemperatur wurden die Zellen mit Saponin-Puffer gewaschen und anschließend bei 2000U/min über 10 Minuten zentrifugiert. Abschließend konnten nach Absaugen des Überstandes in jedes Röhrchen 100µl FACS-Puffer gegeben und die Zellen der Messung am FACS-Calibur®-Gerät zugeführt werden.

2.1.5. Durchführung der Messung am FACS-Calibur®

Es wurde das gängige *Macintosh-Cell-Quest®*-Programm (Apple Macintosh, Apple Computers Inc., Cupertino, Kalifornien, USA) verwendet.

Nach kurzem Vortexen erfolgte durch Aufstecken des Röhrchens auf die Saugkanüle (Durchmesser 80µm) die Messung durch Ansaugung der Zellen. Mittels hydrodynamischer Fokussierung wurden die Zellen einzeln durch den Argonlaser geleitet. Nach dem Laserpuls konnte aufgrund des Zurückfallens der Photonen auf das ursprüngliche Energieniveau Licht freigesetzt werden, das in Streuung und Lichtbeugung von einem Photodetektor registriert wurde. Anhand von Granularität, Zellgröße und Farbe ließen sich die Zellen in Diagrammen anordnen und differenzieren. Es entstanden so genannte „Gates" (=Raster), in denen die einzelnen Zellpopulationen als Ansammlungen dargestellt wurden. Anhand der Zellzählung erfolgte die Auswertung der für die jeweiligen Zytokine und Oberflächenmarker positiven Zellen. Zur Auswertung der jeweiligen Daten wurden die Ausdrucke verwendet.

2.1.6. Methode und Technik des Pneumoniemodells

2.1.6.1. Bakterienwahl

In Anlehnung an die bisherigen Pneumoniemodelle zur alkoholinduzierten (54, 75) und zerebral-induzierten Immunsuppression (5), sowie zur Resistenztestung bei Antibiotika (74, 77, 92) wurde die Technik der intratrachealen Bakterieninokulation verwendet. Im Vergleich zur ebenfalls in Pneumoniemodellen der Ratte angewandten Technik der intranasalen Bakterieninokulation (93) zeigte die intratracheale Injektion entscheidende Vorteile bezüglich einer konstanten intrapulmonalen Bakterienmenge. Getestet wurden verschiedene Bakterienstämme hinsichtlich ihrer Durchführbarkeit. Sowohl die Gabe von humanpathogenem *Streptococcus pneumoniae* des Serotyps 2 (zur Verfügung gestellt von Herrn Dr. med. J. Braun der Arbeitsgruppe Dirnagl/Meisel, Klinik für Neurologie, Charité, Campus Mitte, Berlin) als auch die Applikation von *Klebsiella pneumoniae* (zur Verfügung gestellt von Herrn Dr. med. R. Schiller, Institut für Mikrobiologie, Charité, Campus Virchow, Berlin) konnte keine vergleichbaren Ergebnisse entsprechend der Publikationen (75, 77, 94) erbringen. Abschließend wurde *Streptococcus pneumoniae* des Serotyp 3 (ATCC 6303, American Type Culture Collection, Manassas, USA) verabreicht. Insgesamt erfolgte die Bakteriengabe bei 111 Ratten. Nach kranieller Operation wurden 16 Tiere mit *Streptococcus pneumoniae* des Serotyps 2, 23 Tiere mit *Klebsiella pneumoniae* und 59 Tiere mit *Streptococcus pneumoniae* Serotyp 3 infiziert. Die mikrobiologische Beratung, die Bereitstellung der Räumlichkeiten und Geräte wurde von Herrn Dr. med. R. Schiller vom Institut für Mikrobiologie der Charité, Campus Virchow, Berlin, ermöglicht. Die Verwendung des *Streptococcus pneumoniae* erfolgte nach arbeitsmedizinischer Aufklärung und Durchführung der entsprechenden Schutzmaßnahmen (Institut für Arbeitsmedizin, Charité, Campus Virchow, Berlin). Ein Infektionslabor der Gefahrengruppe 3 wurde im DRK-Klinikum-Westend, Berlin eingerichtet. Alle Versuche mit Bakterien erfolgten gemäß der Vorschriften des Infektionsschutzes (Biostoffverordnung, Artikel 11 des ASchG, Hamburg, Deutschland, 2000).

2.1.6.2. Bakterienapplikation

Zur Bakterienapplikation wurden die Tiere mittels ausreichender Inhalationsnarkose mit Isofluran 2,0% betäubt und bei Bedarf über eine intramuskuläre Injektion von Ketanest® (Ketamin, Pfizer, Karlsruhe, Deutschland) und Rompun® (Xylazinhydrochlorid, Bayer AG, Leverkusen, Deutschland) in den *Musculus quadrizeps* narkotisiert. Die intramuskuläre Anästhesie war nach Optimierung der Technik aufgrund der kurzen Prozedurendauer von circa einer Minute nur anfangs nötig. Nach trachealer Hautinzision und Darstellung der Trachea wurde über eine Punktion der Trachea mit einer Kanüle (G23, Braun, Meisungen, Deutschland) die Bakteriensuspension nach intrabronchial/intratracheal gegeben. Um die korrekte Applikation der Bakteriensuspension zu gewährleisten, musste diese nach intrachealem Vorschieben der Kanüle und während des Einatmens möglichst schnell injiziert werden. Zur Kontrolle war die Suspension intratracheal sichtbar, da die Trachea der Tiere transparent war. Entsprechend der Literatur (74, 77) und bei Befürchtung, dass die Tiere bei Gabe zu großer Flüssigkeitsmengen ersticken würden, wurden nur 150µl einer 10^8 KBE (Kolonie-bildende Einheiten)/ml konzentrierten Bakteriensuspension verabreicht. Bei der Auswertung zeigte sich nur eine geringe Anzahl an KBE, so dass anlehnend an Boe *et al.* 500µl Bakteriensuspension gleicher Konzentration komplikationslos appliziert wurden (75). Nach Beendigung der Operation wurde der Schnitt mittels fortlaufender Naht verschlossen. Die Etablierung des Pneumoniemodells in Berlin dauerte circa 1 Jahr, ohne dass sich Unterschiede zwischen beiden Tiergruppen zeigten. Trotz Wechsel der Bakterienspezies und der Optimierung der Transportwege, der chirurgischen Technik und der mikrobiologischen Aufbereitung, bestanden bei beiden Tiergruppen keine Unterschiede in der Anzahl der Bakterienkolonien. Daher erfolgte die Durchführung der Bakterienversuche in einem kooperierenden Forschungslabor des Instituts für Physiologie an der Louisiana State University in New Orleans unter Leitung von Prof. Dr. med. G. Badgby, wo das Pneumoniemodell in der Ratte bereits etabliert war und der Versuchsaufbau entsprechend modifiziert wurde.

2.1.6.3. Bakterienaufbereitung

Anbei werden sowohl die in Berlin verwendete Methodik als auch die in Louisiana angewandte Bakterienaufbereitung beschrieben. An der Technik der intratrachealen Bakteriengabe wurde nichts verändert.

In Berlin war die Aufbreitung der Bakterien in allen Fällen gleich. Lediglich *Streptococcus pneumoniae* Serotyp 3 wurde von der ATCC (American Type Culture Collection, Manassas, USA) direkt bezogen. Die lysophilisierten Bakterien wurden unter Anleitung des Mikrobiologischen Instituts der Charité entsprechend des Herstellerhinweises in praktischer zu dosierende Bakterienportionen geteilt. Da es sich um ein Produkt der Gefahrenklasse 3 handelte, musste nach Herstellerauflage die Handhabung durch geschultes Personal erfolgen. Alle Bakterienspezies wurden einen Tag vor intratrachealer Applikation wie folgt aufbereitet. Die entsprechende Menge Bakterien wurde steril und unter Beachtung der Schutzmaßnahmen auf eine Blutagarplatte aufgetragen und über 18 Stunden bei 37°C / 5% CO_2-Atmosphäre inkubiert. Am nächsten Morgen konnte die Proliferationsaktivität der Bakterien anhand der Agarplatte beurteilt werden. Anschließend erfolgte die Auflösung der Bakterien in circa 10ml NaCl 0,9%, bis sich lichtspektrometrisch bei 600nm eine Konzentration von 10^8 KBE/ml ergab. Zur weiteren Proliferationskontrolle wurden 10µl der Bakteriensuspension auf eine Blutagarplatte aufgetragen und über Nacht bei 37°C / 5% CO_2-Atmosphäre inkubiert. In Eis gelagert konnte die Bakteriensuspension ins Labor des DRK-Klinikums Westend transportiert werden, wo die intratracheale Bakterienapplikation stattfand. Die Transportzeit betrug je nach Straßenverhältnissen mindestens 30 Minuten.

In den USA wurde die Bakterienaufbereitung verändert. Verwendet wurde der gleiche Bakterienstamm des *Streptococcus pneumoniae* Serotyp 3. Für jeden Versuch erfolgte am Vortag die Auflösung der entsprechenden Bakterienmenge in Todd Hewitt Bouillon. Nach einer Inkubationsdauer von 14 Stunden bei 37°C / 5% CO_2-Atmosphäre wurde der Ansatz nach einer Zentrifugation bei 500U/min über 10 Minuten in PBSB (Natriumphosphatpuffer + 0,1% Bovines Serum-Albumin, BD, Heidelberg, Deutschland) gewaschen. Anschließend erfolgte die Bestimmung der Konzentration von 10^8 KBE/ml lichtspektrometrisch bei 600nm. Zur Proliferationskontrolle und Bestimmung der aktuellen Bakterienanzahl wurde eine Kontrollplatte angefertigt.

2.1.6.4. Mikrobiologische Aufbreitung der Lunge

Nach der entsprechenden Zeit nach intratrachealer Bakterieninokulation, die in Berlin etwa 24 Stunden und in New Orleans 14 Stunden betrug, erfolgte die mikrobiologische Aufbreitung der Lungen. Die kürzere postinfektiöse Zeit in New Orleans beruhte auf den dortigen Erfahrungen und Beobachtungen, dass bei einer postinfektiösen Zeit von 14 Stunden die Virulenz der Bakterien zur weiteren mikrobiologischen Verarbeitung am höchsten war. Zu späteren Zeitpunkten waren bereits schon viele Bakterien eliminiert und die infektiösen Veränderungen der Lunge nicht mehr sichtbar.

Zur Homogenisierung des Lungengewebes wurde die Lunge nach Tötung der Tiere steril entnommen, gewogen und in 15ml PBS in ein hohes Reagenzglas überführt. Anschließend erfolgte die Homogenisierung im Mikrobiologischen Institut in Berlin mittels eines (Glaskolbens Zeiss, Jena, Deutschland), der mit einem gängigen elektrischen Bohrer (Bosch, Düsseldorf, Deutschland) betrieben wurde. In den USA wurde ein steriler scharfer Metallhomogenisator verwendet, der mit rotierenden Bewegungen das Gewebe zerkleinerte. Die Glashomogenisatoren bewirkten ein Ausdrücken des Gewebes und Ausschwemmen der Bakterien in die Flüssigkeit. 100µl der homogenisierten Lunge bzw. der Bakteriensuspension wurden entsprechend der Verdünnungsreihe von 10^1 bis 10^5 auf Blutagarplatten aufgetragen und über Nacht bei 37°C / 5% CO_2-Atmosphäre inkubiert.

2.1.6.5. Bronchiallavage

Die Bronchiallavage (BAL) zur Gewinnung von Alveolarmakrophagen und der Bronchiallavagespülung erfolgte nur in den USA. Es wurden dafür insgesamt 20 Ratten verwendet. Nach Tötung der Tiere wurden die Lungen steril entnommen und an der Trachea über einen Spülansatz mit einer 10ml-Spritze verbunden. Über einen Dreiwegehahn, der eine getrennte Aufnahme der Spülflüssigkeit und der Lungenspülung ermöglichte, erfolgte die dreimalige Spülung (***Abb. 4***). Als Spülflüssigkeit wurde ein Ansatz aus PBS und 0,1% Dextrose verwendet.

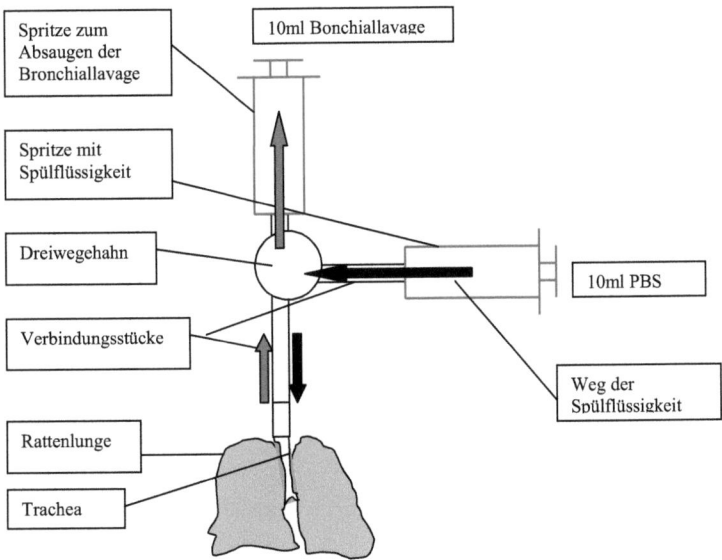

Abb.4 Modell der Bronchiallavage: Die Lunge wurde mit 10ml PBS/Glucose-Lösung gespült, und die Spülflüssigkeit wurde anschließend mithilfe einer weiteren Spritze aus der Lunge gesogen.

Die gewonnene Lungenspülflüssigkeit wurde anschließend über 5 Minuten bei 500U/min zentrifugiert. 1ml des Überstandes wurde zur Zytokinbestimmung bei -80°C in Kryogefäße eingefroren. Der restliche Überstand konnte erneut mit 5ml PBS/0,1%Dextrose resuspendiert werden. Zur weiteren Zellzählung wurde jeweils nur die erste Lungenspülung verwendet, von der ein Tropfen nach Giemsa-Färbung lichtmikroskopisch untersucht wurde.

2.1.7. In-vitro-Stimulation mit LPS

2.1.7.1. In-vitro-Stimulation der Blutleukozyten im Vollblut

Nach der Abnahme des Blutes in ein Ethylen-diamine-tetraacetic-acid (EDTA)-Röhrchen erfolgte die Zentrifugierung von circa 1ml bei 3000 U/min. Das Plasma wurde anschließend auf zwei Kryogefäße verteilt und bis zur weiteren Verarbeitung bei -80°C gefroren. Bei Bedarf konnten diese Proben für weitere Bestimmungen verwendet werden.

Für die Stimulation wurde je 1ml Vollblut in jeweils 4 Polypropylene-Röhrchen gegeben. In zwei der Röhrchen erfolgte die Zugabe von 10µl einer 0,1µg/ml LPS-Lösung mit einer anschließenden Inkubation über 4 Stunden bei 37°C. Die beiden Röhrchen, die kein LPS enthielten, wurden gleichzeitig inkubiert. Anschließend konnten alle Röhrchen zentrifugiert und der Überstand bei -80°C eingefroren werden, um für spätere Zytokinbestimmungen zur Verfügung zu stehen.

2.1.7.2. In-vitro-Stimulation der Alveolarmakrophagen in der Bronchiallavage

Nach Durchführung der Bronchiallavage konnte die Spülflüssigkeit in Zentrifugenröhrchen verteilt und bei einer langsamen Umdrehungszahl von 400U/min über 5 Minuten zentrifugiert werden. Der Überstand wurde vorsichtig abgegossen. Anschließend wurden die Zellen in RPMI 1640 resuspendiert. Dann wurden 20µl einer 100U/ml-Penicillin-Lösung, 10µl einer 100µg/ml-Streptomycin-Lösung und 10µl einer 5mM-Glutamin-Lösung hinzugefügt. Zur Zellzählung der Makrophagen mussten davon circa 10µl entnommen, auf Objektträgern ausgestrichen, mit Hämatoxylin und Eosin gefärbt und lichtmikroskopisch gezählt werden. Des Weiteren wurden 500µl der Lösung entnommen und in jeweils 6 Vertiefungen auf eine Inkubationsplatte aufgetragen. In drei der Vertiefungen erfolgten die Gabe von 0,05µg LPS und die anschließende Inkubation über einen Zeitraum von 4 Stunden bei 37°C. Danach wurde der Überstand entnommen und bei -80°C für spätere Zytokinbestimmungen eingefroren.

2.1.8. Zytokinbestimmung

Die tiefgefrorenen Proben der BAL-Spülflüssigkeit, des Vollblutes und Liquors wurden zur Zytokinbestimmung mittels eines Bio-Plex®-ELISAs (ELISA = Enzyme-linked-immunoabsorbend-assay, Bio-Rad®, Hercules, USA) verwendet. Dies waren vorgefertigte ELISA-Sets, die für das passende Luminex®-ELISA-Gerät von der Firma Bio-Rad geliefert wurden. Dieses Gerät ermöglichte die Durchführung mehrerer unterschiedlicher Zytokin-ELISA zu gleicher Zeit und führte bestimmte Arbeitsvorgänge apparativ selbstständig aus. Vor Beginn mussten neun Standardverdünnungen, die Multiplex-Standard®-Verdünnungen, erstellt werden. Es wurden vorgefertigte Multiplex Assays verwendet, die bereits alle wichtigen Komponenten enthielten. Die Analysenplatte war für 96 Proben ausgelegt. Jede Probe wurde zweimal analysiert. Nach Anlegen der 9 Standardverdünnungen, beginnend mit einer Stocklösung bei einer Konzentration von 500.000 pg/ml pro Zytokin und endend bei einer zytokinfreien Lösung, erfolgte die Füllung der restlichen Vertiefungen mit den zu messenden Lösungen. Zuerst wurden die Vertiefungen mit jeweils 100µl Bio-Plex-Assay-Puffer A mehrmals gewaschen. Anschließend wurden die entsprechenden Vertiefungen der Platte mit Standardverdünnungen und Proben befüllt. Nach dem Abdecken mit Aluminiumfolie erfolgte das Schütteln für 30 Sekunden bei 1100 U/min und für 30 Minuten bei 300 U/min. Anschließend wurde die Pufferlösung entfernt. Nach dem Waschen mit Pufferlösung konnte die Befüllung mit 0,5µl Zytokin-Antikörper erfolgen, der auf 25µl mit Antikörperlösung (fertig vorhanden) aufgefüllt wurde. Dann wurden 25µl Antikörperstocklösung hinzu gegeben, die Platte erneut bedeckt und wie oben geschüttelt. Anschließend mussten die Lösungen entfernt und die Vertiefungen mehrmals mit Pufferlösung gewaschen werden. Dann wurde unter Lichtschutz Streptavidin-PE mit Bio-Plex-Assay-Puffer A 1:1 verdünnt, da für jede Vertiefung 50µl benötigt wurden. Folgend wurde die Platte erneut abgedeckt und wie oben geschüttelt. Dann erfolgt eine erneute Waschung mit Pufferlösung, die Resuspendierung mit 125µl Pufferlösung und die erneute Streptovidin-PE–Applikation. Abschließend konnte die Messung mittels Bio-Plex-Lesegerät durchgeführt werden. Nach dem Aufwärmen und Kalibrieren des Gerätes wurde über das Bedienermenü ein neues Messprotokoll erstellt. Nach erneutem Schütteln der Platte konnte die Platte mittels Lesegerät abgelesen und statistisch verwertet werden.

2.1.9. Statistische Verarbeitung der Ergebnisse

Die unter Versuchsaufbau, Material und Methoden aufgeführten Messungen wurden in jeweils gleicher Vorgehensweise ausgewertet.

Alle Ergebnisse wurden nach Ausgabe durch das jeweilige Laborgerät (ELISA, FACS Calibur®) manuell in ein Tabellenkalkulationsprogramm (EXCEL®, Microsoft Cooperation) eingegeben und anschließend mit SPSS®12.0 für Windows®-Microsoft statistisch ausgewertet.

Es wurde hauptsächlich der *U-Test nach Mann und Whitney* für nicht-parametrische Stichproben angewendet, weil es sich um kleine Stichproben handelte, die aufgrund großer Standardabweichungen eines Ausreißer-resistenten Testes und der Anwendung des Medians bedurften. Die meisten Graphiken wurden in SPSS in Boxplots dargestellt. Für die Graphiken, die für die Darstellung der Durchflusszytometrie benutzt wurden, wurde das Programm „GraphpadPrism" (GraphPadProducts® Software, San Diego, USA) angewendet, das als Testversion im Internet heruntergeladen werden konnte (www.graphpad.com). Ergänzend konnte eine Diskriminanzanalyse und in WinStat® für EXCEL® (Microsoft Cooperation) eine Clusteranalyse (95) erstellt werden.

2.2. Versuchsaufbau

In den Berliner Versuchsreihen wurden das Modell der zerebral-induzierten Immunsuppression und das Pneumoniemodell so kombiniert, dass 24 Stunden nach Beginn der intrazerebralen IL-1β-Infusion die Bakteriengabe erfolgte. Die Operation der Tiere fand im Forschungshaus des Virchowklinikums statt. Die Ratten wurden am folgenden Tag ins DRK-Klinikum Westend transportiert, wo die intratracheale Bakteriengabe erfolgte. Nach weiteren 24 Stunden wurden die Tiere getötet und Lunge, Leber, Milz, Hirn und Liquor entnommen. Anschließend wurden Leber, Hirn und Milz in flüssigem Stickstoff in das Labor im Forschungshaus der Charité, Campus Virchow transportiert und bei -80°C eingefroren. Die Homogenisierung und mikrobiologische Aufarbeitung des Lungengewebes erfolgte im Mikrobiologischen Institut der Charité, Campus Virchow (*Abb. 5*).

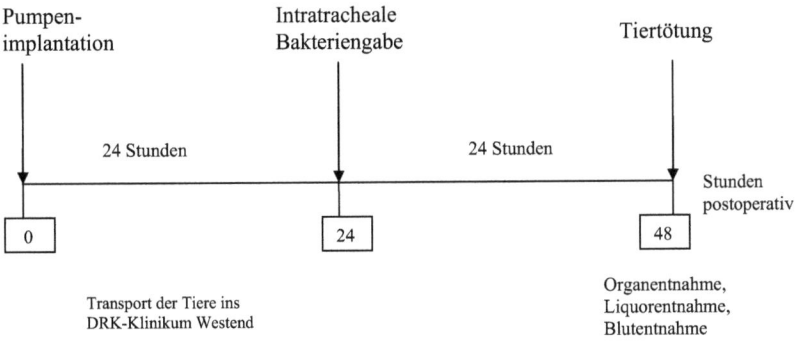

Abb. 5 Versuchsaufbau des Berliner Pneumoniemodells

Zur Bestimmung des Zeitpunktes der höchsten intrazellulären IL-10-Konzentration in Lymphozyten und Makrophagen wurde eine Durchflusszytometrie durchgeführt. Insgesamt wurden 15 Tiere für die Durchflusszytometrie verwendet. Davon erhielten 10 Tiere IL-1β und 5 Tiere eine Kontrollinfusion. Präoperativ erfolgte die erste Blutentnahme, anschließend wurden die intrazerebralen Pumpen implantiert. Die weiteren Blutabnahmen wurden zu den Zeitpunkten 06, 12, 18 und 24 Stunden nach Beginn der intrazerebralen IL-1β-Infusion durchgeführt. Nach der letzten Blutabnahme konnten die Tiere getötet und Hirn, Leber und Milz entnommen werden. Im Anschluss folgte die Prozedur zur Aufbereitung der Zellen für die Durchflusszytometrie (*Abb. 6*).

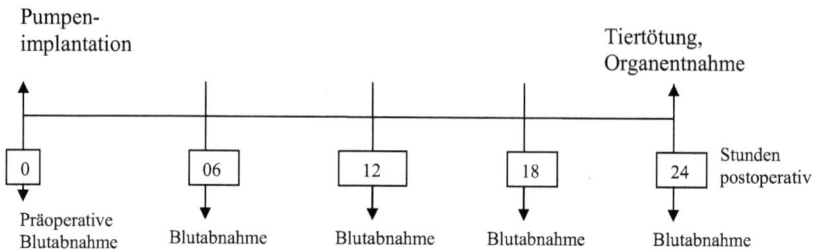

Abb. 6 Versuchsablauf zur Durchführung der Durchflusszytometrie

Die folgenden Versuche zur Optimierung des Pneumoniemodells fanden unter Leitung von Prof. Dr. G. Bagdby an der Universität von Louisiana in New Orleans statt. Insgesamt wurden hier 45 Tiere verwendet. Davon wurden fünf Tiere zur Einübung und Kontrolle der Injektionstechnik sowie für die mikrobiologische Aufarbeitung benötigt. Bei 10 Tieren erfolgte die In-vitro-Stimulation. Bei 10 weiteren Tieren wurde nach Pumpenimplantation und intratrachealer Bakteriengabe die Lungenhomogenisierung und mikrobiologische Aufbereitung durchgeführt. 20 Tiere wurden nach Pumpenimplantation und Bakteriengabe der Bronchiallavage unterzogen. In den Tiergruppen der Lungenhomogenisierung und Bronchiallavage erhielten jeweils die Hälfte der Tiere IL-1β oder die Kontrollinfusion. 18 Stunden nach Pumpenimplantation und Infusionsbeginn wurden die Tiere intratracheal mit Bakterien infiziert. Bei den Tieren, die für die Lungenhomogenisierung vorgesehen waren, fand 18 Stunden nach Bakteriengabe die Tiertötung und Entnahme von Lunge, Leber, Milz und Hirn sowie Liquor statt (*Abb. 7*).

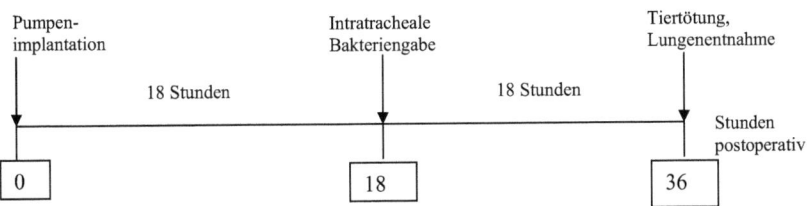

Abb.7 Versuchsaufbau zum Pneumoniemodell mit mikrobiologischer Aufarbeitung

Die Lunge wurde entsprechend der aufgearbeitet und die Organe, Liquor und Plasma bei -80°C eingefroren (*Abb. 7*).

Bei den Versuchen mit Durchführung der Bronchiallavage erhielten die Tiere 18 Stunden nach Pumpenimplantation die intratracheale Bakterienmenge. Nach 06 weiteren Stunden wurden die Tiere getötet, die Lunge der Bronchiallavage unterzogen und Organe und Liquor entnommen (*Abb. 8*).

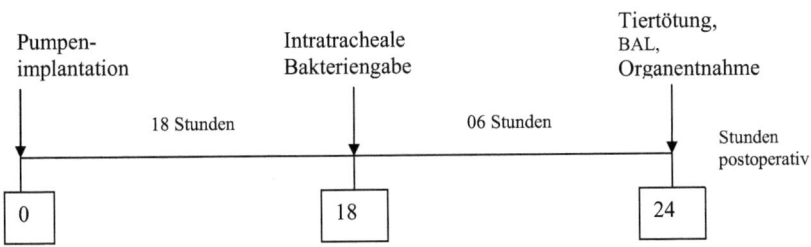

Abb.8 Versuchsaufbau des Pneumoniemodells mit Bronchoalveolärer Lavage

3. Ergebnisse

Nachfolgend werden die Ergebnisse des Berliner Pneumoniemodells, der Versuche zur Durchflusszytometrie und der Versuche in New Orleans besprochen.

3.1. Das Berliner Pneumoniemodell

Die Kombination des Modells der zerebral-induzierten Immunsuppression und des Pneumoniemodells wurde mit drei verschiedenen Bakterienspezies untersucht. Es zeigten sich in der Auszählung der KBE keine Signifikanzen zwischen IL-1β-Tieren und Kontrolltieren (p>0,05), da die Anzahl an KBE inkonstant war und hohe Standardabweichungen aufwies. Der Median war bei beiden Tiergruppen ähnlich (100 KBE/Platte bei einer Verdünnung von 1:100).

Es wurden insgesamt 35 Tiere ausgewählt, die mit *Streptococcus pneumoniae* Serotyp 2 und 3 behandelt wurden. 19 Tiere erhielten *Klebsiella pneumoniae*. Bei beiden Tiergruppen lagen keine Signifikanzen in der Auszählung der KBE bei einer Verdünnung von 1:100 vor (*Abb. 9, Tab. 4*). Bei keiner der Tiergruppen waren Blutkulturen oder Kulturen der Leber positiv auf die verabreichten Bakterien (*Tab. 4*).

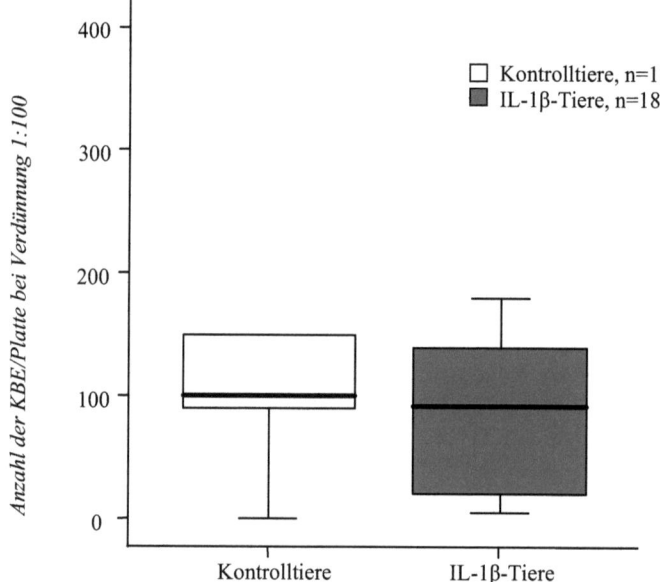

Abb.9 Anzahl der KBE von *Streptococcus pneumoniae* Serotyp 3 pro Platte bei einer Verdünnung von 10^2 48 Stunden nach Beginn der intrazerebralen IL-1β-Infusion gegen Vehikelinfusion, 24 Stunden nach intratrachealer Gabe

von *Streptococcus pneumoniae*, statistisch nicht signifikant (p=0,691), Test für nicht-parametrische Stichproben *(Mann-Whitney-U-Test)*

Es wurden in Zusammenarbeit mit Herrn Dr. med. W. Müller vom Institut für Neuropathologie der Charité, Campus Virchow, stichprobenartig bei beiden Tiergruppen histologische Schnitte von Teilen der infizierten Lungen angefertigt und auf Entzündungszeichen und die Ausbreitung der Entzündung untersucht. Bei beiden Tiergruppen fanden sich keine Unterschiede der Entzündungsausbreitung bzw. der Infiltration. Es bestand keine Korrelation zwischen der intrazerebralen IL-1β-Gabe, der Vehikelinfusion oder den Tieren, die keiner Pumpenimplantation unterzogen wurden. Makroskopisch stellten sich die Lungen bei fast allen Tieren rosa, zart und ohne Verhärtungen dar. Bei vereinzelten Tieren, unabhängig von der IL-1β-Gabe, zeigten sich auch makroskopische Veränderungen in Form von bräunlich-entzündlichen Arealen vor allem in den basalen Lungenabschnitten, die sich mikroskopisch als entzündliche Infiltrate darstellten (*Tab. 3*). Um die Funktionstüchtigkeit der Pumpen zu überprüfen, wurde die Zellinvasion in den Liquor anhand der Zellzählung nachvollzogen. Es ergaben sich signifikant höhere Zellzahlen bei den IL-1β-Tieren. Makroskopisch fand sich ein gelblich-trüber bis eitriger Liquor. Bei den Kontrolltieren wurde ein klarer bis leicht trüblich weißer Liquor gewonnen. Damit war bei den zur Auswertung verwendeten Tieren eine Funktionstüchtigkeit der Pumpen nachgewiesen (*Tab. 3*).

Tab. 3 **Verteilung von histologisch nachgewiesener Pneumonie und Zellzahl im Liquor nach intrazerebraler IL-1β-Infusion**

Tieranzahl	Kontrolltiere n=17	IL-1β-Tiere n=14
Zellzahl im Liquor/µl	12 +/-10	82 +/- 40 ***
Histologisch nachgewiesene Pneumonie	Diskrete Infiltration bei 6 Tieren, Granulozytäre Pneumonie bei 1 Tier	Diskrete Infiltration bei 1 Tier Granulozytäre Pneumonie bei 1 Tier

***p<0,01, statistisch signifikant, *Mann-Whitney-U-Test für nicht-parametrische Stichproben*

Bei den Tieren, die *Klebsiella pneumoniae* zur Pneumonieinduktion erhielten, zeigte sich bei den IL-1β-Tieren eine höhere Anzahl an KBE pro Platte bei einer Verdünnung von 1:100, jedoch ohne Signifikanz. Keine der durchgeführten Blutkulturen war im Versuchsverlauf positiv (*Tab. 4*).

Tab. 4 *Klebsiella pneumoniae* in Lunge und Blutkultur 48 Stunden nach Beginn der intrazerebralen IL-1β-Infusion / Vehikelinfusion

Mikrobiologie *Klebsiella pneumoniae*	Kontrolltiere, n=11	IL-1β-Tiere, n=8
KBE/ Lunge bei Verdünnung 10^2	19 (+/-14)	41 (+/- 42)
Positive Blutkultur	0	0

p>0,05, statistisch nicht signifikant, *Mann-Withney-U-Test für nicht-parametrische Stichproben*

3.2. Bestimmung der intrazellulären IL-10-Konzentration der Lymphozyten und Monozyten im Blut mittels Durchflusszytometrie

Bei allen Tieren wurden die intrazellulären IL-10-Konzentrationen aus den CD3+-Lymphozyten und den CD11b/c+-Makrophagen bestimmt. Des Weiteren wurde die Anzahl der CD3+-Lymphozyten und CD11b/c+-Makrophagen im Blut analysiert. Es zeigten sich erhöhte IL-10-Spiegel intrazellulär zum Zeitpunkt 18 Stunden nach Beginn der intrazerebralen IL-1β-Infusion. Bei den Kontrolltieren fiel der Anstieg der intrazellulären IL-10-Konzentration sowohl in den CD3+-Lymphozyten als auch in den CD11b/c+-Makrophagen geringer aus als bei den IL-1β-Tieren. Es bestanden jedoch nur bei der IL-10-Konzentration aus CD11b/+-Monozyten zum Zeitpunkt 12 Stunden nach Beginn der intrazerebralen IL-1β-Infusion signifikante Unterschied zwischen beiden Tiergruppen (p=0,028). Zu den übrigen Zeitpunkten waren keine Signifikanzen nachweisbar. Beim Vergleich der Lymphozyten- und Makrophagenanzahl zwischen Kontrolltieren und IL-1β-Tieren fanden sich zu keinem Zeitpunkt signifikante Unterschiede.

Eine wichtige Zellpopulation, die durch die intrazerebrale IL-1β-Infusion beeinflusst wurde, waren CD11b/c+-Monozyten. Hier wiesen die IL-1β-Tiere zum Zeitpunkt 18 Stunden nach Beginn der intrazerebralen IL-1β-Infusion eine höhere Konzentration an IL-10 im Blut auf als die Kontrolltiere. Zwischen beiden Tiergruppen bestand kein signifikanter Unterschied (p=0,206) (*Abb. 10*). Auffallend war ein Ausreißer zum Zeitpunkt 12 und 18 Stunden nach Beginn der IL-1β-Infusion. Zum Zeitpunkt 06 und 24 Stunden bestand eine große Streuung der Werte mit einer nicht signifikant erhöhten IL-10-Konzentration bei den IL-1β-Tieren.

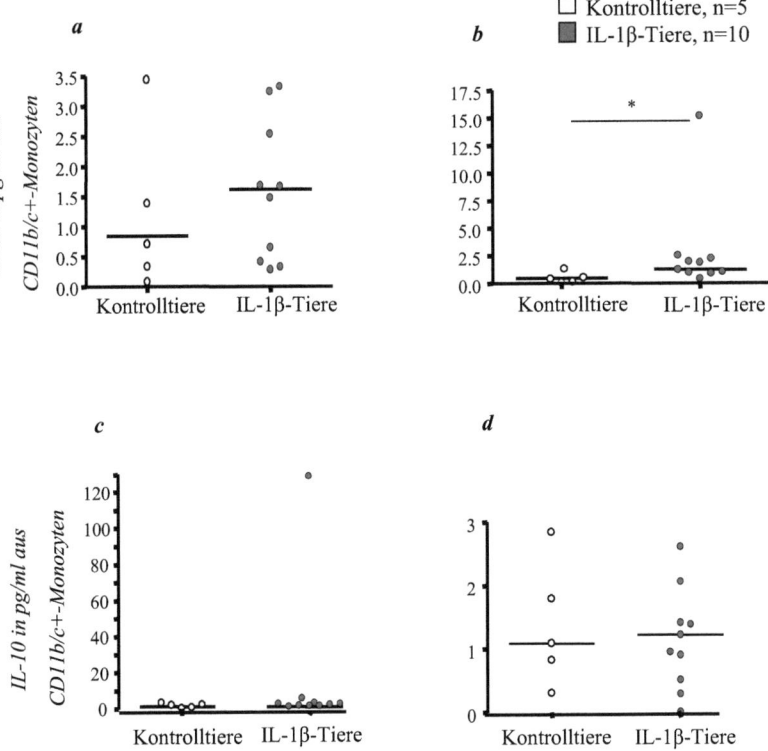

Abb.10 IL-10-Konzentration intrazellulär aus CD11b/c+-Monozyten nach *(a)* 06 Stunden, *(b)* 12 Stunden, *(c)* 18 Stunden und *(d)* 24 Stunden nach Beginn der intrazerebralen IL-1β-Infusion gegen Vehikelinfusion, *[b] p=0,027, statistisch signifikant nach *Mann-Whitney-U-Test*

Entsprechend der IL-1β-Konzentration in CD11b/c+-Monozyten zeigte sich bei der Anzahl der CD11b/c+-Monozyten im Blut ein Anstieg der Zellzahl bei den IL-1β-Tieren zum Zeitpunkt 18 Stunden nach Beginn der IL-1β-Infusion. Zum Zeitpunkt 24 Stunden kam es zu einem geringen Abfall der Zellzahl. Bei den Kontrolltieren erreichten die Zellzahlen zum Zeitpunkt 12 Stunden nach Beginn der intrazerebralen Infusion ihren Höhepunkt. Auffällig waren auch hier zum Zeitpunkt 18 Stunden ein Ausreißer und eine breite Streuung der Werte. Signifikanzen bestanden zu keinem Zeitpunkt (*Abb. 11*).

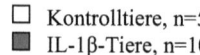

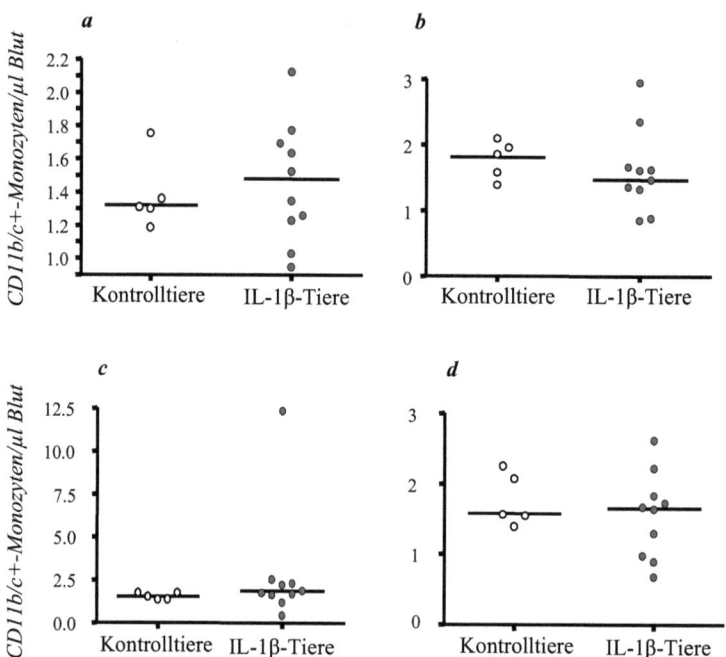

Abb.11 Anzahl der CD11b/c+-Monozyten/μl im Blut *(a)* nach 06 Stunden, *(b)* 12 Stunden, *(c)* 18 Stunden und *(d)* 24 Stunden nach Beginn der intrazerebralen IL-1β-Infusion gegen Vehikelinfusion, p>0,05, statistisch nicht signifikant nach *Mann-Whitney-U-Test*

Vergleichend dazu zeigte die Konzentration des intrazellulären IL-10 bei CD3+-Lymphozyten einen Anstieg zum Zeitpunkt 18 Stunden mit Abfall nach 24 Stunden nach Beginn der intrazerebralen IL-1β-Infusion (***Abb. 12***). Der Median lag bei den IL-1β-Tieren zu allen Zeitpunkten über dem der Kontrolltiere mit einem Maximum zum Zeitpunkt 18 Stunden, jedoch bestanden nur geringe Schwankungen zwischen den einzelnen Zeiten. Zu keinem Zeitpunkt fanden sich signifikante Unterschiede zwischen beiden Tiergruppen. Auffallend war ein Ausreißer zu allen Zeiten.

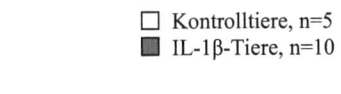
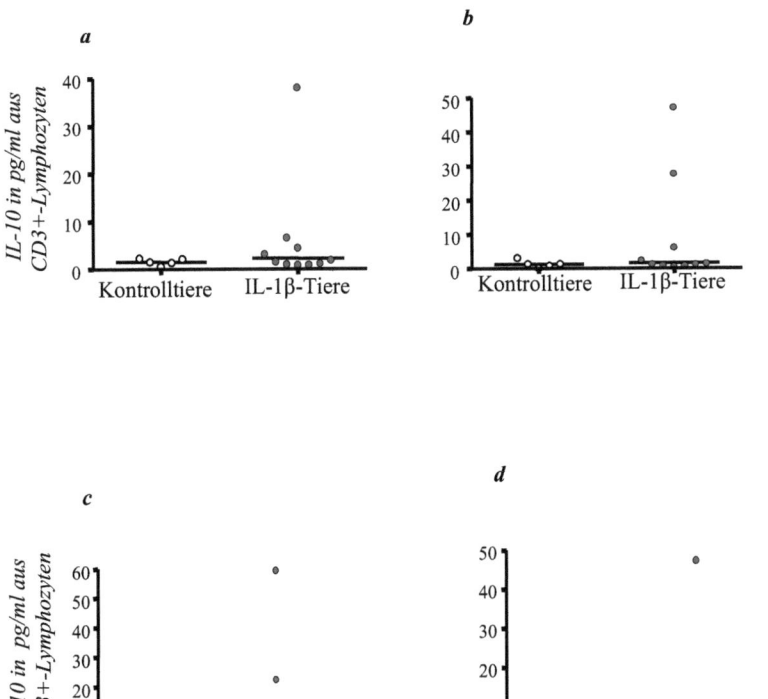

Abb.12 IL-10-Konzentration aus CD3+-Lymphozyten im Blut nach *(a)* 6 Stunden, *(b)* 12 Stunden, *(c)* 18 Stunden und *(d)* 24 Stunden nach Beginn der intrazerebralen IL-1β-Infusion versus Vehikelinfusion, p>0,05, statistisch nicht signifikant nach *Mann-Whitney-U-Test*

Die Anzahl der CD3+-Lymphozyten im Blut wies zum Zeitpunkt 18 Stunden nach Beginn der intrazerebralen IL-1β-Infusion einen Abfall der Zellzahl bei den Kontrolltieren und einen leichten Anstieg bei den IL-1β-Tieren auf (*Abb.13*). Der Zeitpunkt der höchsten Zellzahl bei den IL-1β-Tieren fand sich zum Zeitpunkt 24 Stunden nach Beginn der intrazereberalen IL-1β-Infusion. Zum Zeitpunkt 12 Stunden zeigte sich ein geringer Abfall der Anzahl der CD3+-Lymphozyten mit einem steten Anstieg nach 24 Stunden. Bei beiden Tiergruppen fand sich nur eine diskrete Dynamik zwischen den einzelnen Zeitpunkten bei einer großen Streuung der Werte.

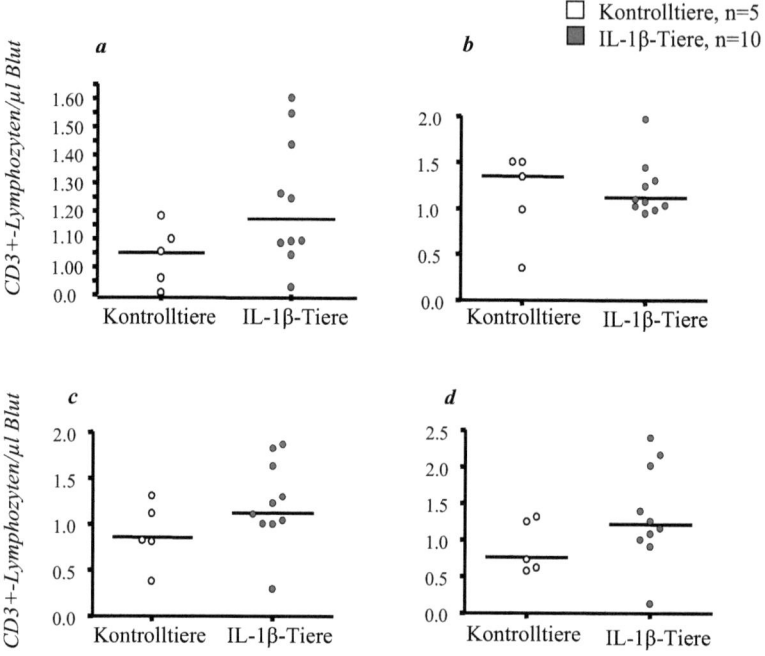

Abb.13 Anzahl der CD3+-Lymphozyten/µl Blut nach *(a)* 6 Stunden, *(b)* 12 Stunden, *(c)* 18 Stunden und *(d)* 24 Stunden nach Beginn der IL-1β-Infusion versus Vehikelinfusion, p>0,05, statistisch nicht signifikant nach *Mann-Whitney-U-Test*

3.3. Zytokinbestimmung im Blut nach In-vitro-Stimulation 18 Stunden nach Infusionsbeginn

Die folgenden Versuche wurden in den Vereinigten Staaten durchgeführt. Untersucht wurden die Zytokine TNF-α, IL-6, IL-1β und IL-10 im Blut nach In-vitro-Stimulation mit LPS 18 Stunden nach Beginn der intrazerebralen IL-1β-/Vehikelinfusion.

Die TNF-α-Konzentration im Plasma nach In-vitro-Stimulation zeigte keinen signifikanten Unterschied zwischen beiden Tiergruppen. Bei den Kontrolltieren betrug der Median der TNF-α-Konzentration 6800pg/ml Plasma, während bei den IL-1β-Tieren die Konzentration bei 4200 pg/ml Plasma lag (*Abb. 14*).

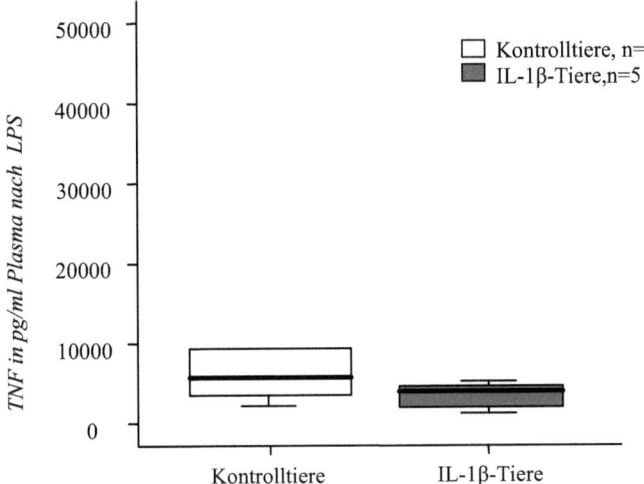

Abb.14 Durchschnittliche Konzentration an TNF-α im Plasma nach In-vitro-Stimulation 18 Stunden nach Beginn der IL-1β-Infusion gegen Vehikelinfusion, keine statistische Signifikanz nach *Mann-Whitney-U-Test* für nicht-parametrische Stichproben, p=0,222

Ähnlich gleich fiel das Ergebnis bei der Bestimmung der IL-1β-Konzentration im Plasma nach In-vitro-Stimulation aus. Der Median lag bei den Kontrolltieren bei 1400pg/ml Plasma. Bei den IL-1β-Tieren betrug der Median 1200 pg/ml Plasma. Zwischen beiden Tiergruppen bestand keine Signifikanz (*Abb. 15*).

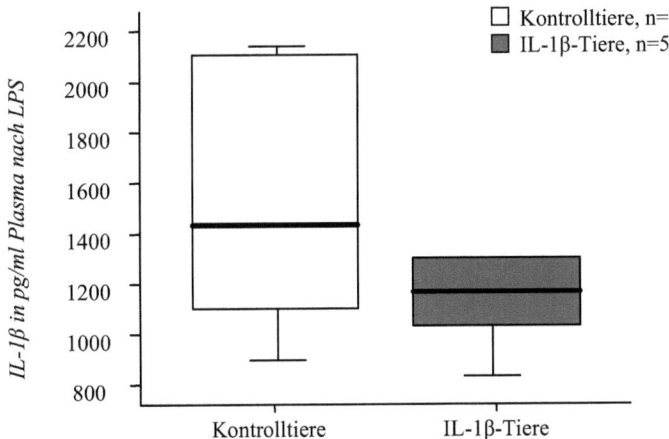

Abb.15 IL-1β-Konzentration im Plasma nach In-vitro-Stimulation 18 Stunden nach Beginn der IL-1β-Infusion gegen Vehikelinfusion, p=0,421, statistisch nicht signifikant nach *Mann-Whitney-U-Test* für nicht-parametrische Stichproben

Die IL-6-Konzentration im Blut nach In-vitro-Stimulation war bei beiden Tiergruppen zum Zeitpunkt 18 Stunden nach Beginn der intrazerebralen IL-1β-/Vehikelinfusion ähnlich. Der Median lag bei den IL-1β-Tieren bei 708 pg/ml Plasma versus 866 pg/ml Plasma bei den Kontrolltieren. Es ergab sich bei p=0,31 keine Signifikanz (*Abb. 16*).

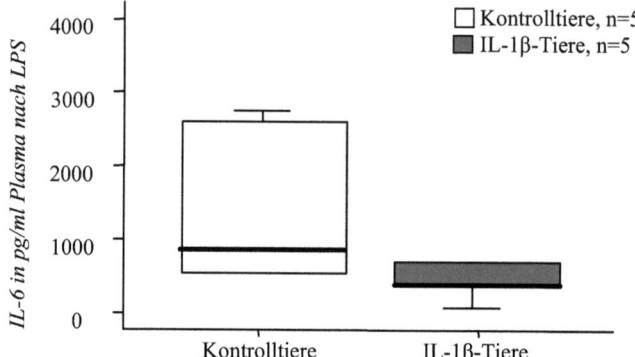

Abb.16   IL-6-Konzentration im Plasma nach In-vitro-Stimulation 18 Stunden nach IL-1β-Infusion gegen Vehikelinfusion, p=0,31, statistisch nicht signifikant nach *Mann-Whitney-U-Test*

Ähnlich verhielt sich die IL-10-Konzentration im Blut nach In-vitro-Stimulation. Bei beiden Tiergruppen bestanden zum Zeitpunkt 18 Stunden nach Beginn der IL-1β-Infusion/Vehikelinfusion keine signifikanten Unterschiede (p=0,310; Median bei den Kontrolltieren: 1521 pg/ml Plasma, Median der IL-1β-Tiere: 880 pg/ml Plasma) (*Abb. 17*).

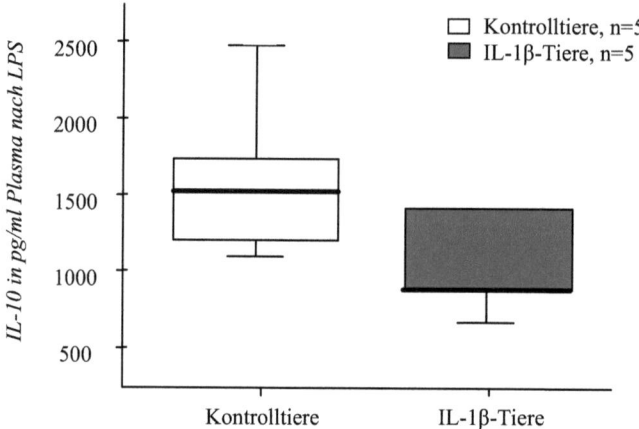

Abb.17   IL-10-Konzentration im Plasma nach In-vitro-Stimulation 18 Stunden nach Beginn der IL-1β-Infusion gegen Vehikelinfusion, p=0,310, statistisch nicht signifikant nach *Mann-Whitney-U-Test*

3.4. Zytokinkonzentrationen nach In-vitro-Stimulation in der Bronchiallavage 18 Stunden nach Infusionsbeginn

Es wurde eine In-vitro-Stimulation der BAL wie oben beschrieben durchgeführt. TNF-α zeigte bei beiden Tiergruppen nach In-vitro-Stimulation mit LPS extrem hohe Messwerte außerhalb der Messkurve des Gerätes, so dass diese Werte nicht in die Berechnung aufgenommen werden konnten.

Die IL-1β-Konzentration in der BAL 18 Stunden nach Beginn der intrazerebralen IL-1β-Infusion/Vehikelinfusion war bei beiden Tiergruppen nicht signifikant unterschiedlich (p=0,421). Der Median betrug bei den Kontrolltieren 9 242 pg/ml. Bei den IL-1β-Tieren lag die mediane Konzentration bei 12 266 pg/ml (*Abb. 18*).

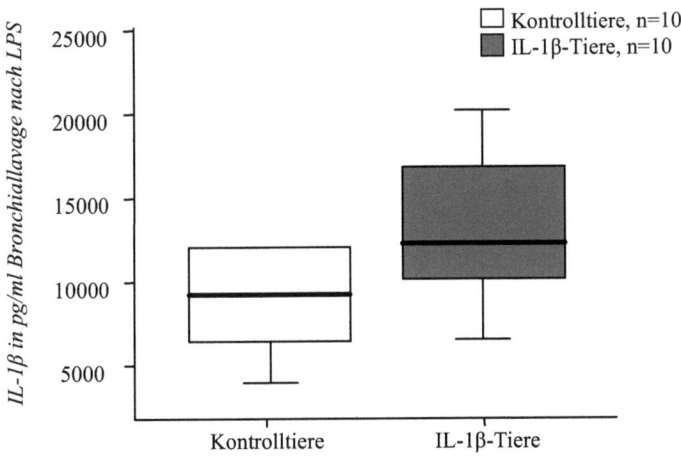

Abb. 18 IL-1β-Konzentration aus Alveolarmakrophagen in der BAL nach In-vitro-Stimulation, 18 Stunden nach Beginn der IL-1β-Infusion gegen Vehikelinfusion, p=0,421, Test nach *Mann-Whitney-U-Test*

Bei der IL-6-Konzentrationsbestimmung in der BAL nach In-vitro-Stimulation zeigte sich kein signifikanter Unterschied zwischen beiden Tiergruppen (p=0,421). Der Median lag bei den Kontrolltieren bei 1639 pg/ml und bei den IL-1β-Tieren bei 1497 pg/ml. Bei den Kontrolltieren bestand allerdings eine größere Streuung der Werte (*Abb.19*).

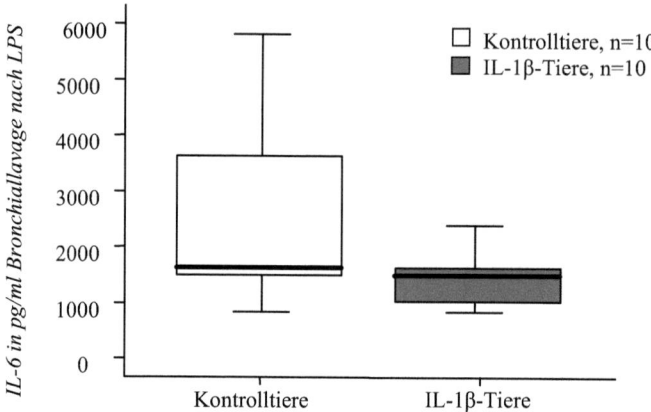

Abb. 19 Konzentration von IL-6 in der BAL nach Stimulation der Alveolarmakrophagen 18 Stunden nach Beginn der IL-1β-Infusion gegen Vehikelinfusion, p=0,421, statistisch nicht signifikant nach *Mann-Whitney-U-Test*

Als anti-inflammatorisches Zytokin wurde IL-10 zum Zeitpunkt 18 Stunden nach Beginn der intrazerebralen Infusion bei beiden Tiergruppen in der BAL nach Stimulation untersucht. Bei beiden Tiergruppen lag der Median bei 333pg/ml. Daher bestand keine Signifikanz zwischen IL-1β-Tieren und Kontrolltieren (p=0,548) (***Abb. 20***)

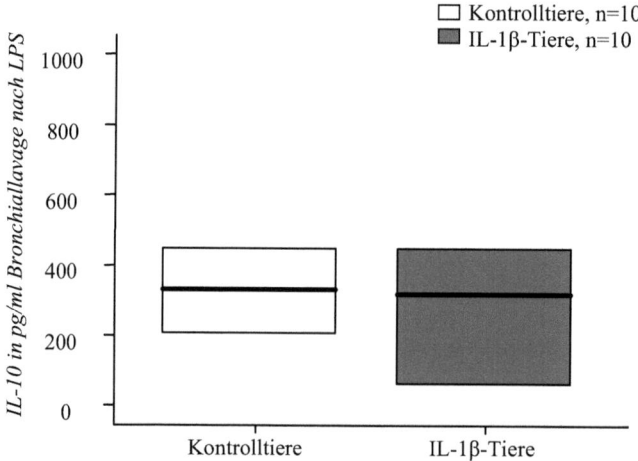

Abb. 20 IL-10-Konzentration in der BAL nach In-vitro-Stimulation 18 Stunden nach Beginn der intrazerebralen IL-1β-Infusion gegen Vehikelinfusion, p=0,548, statistisch nicht signifikant nach *Mann-Whitney-U-Test*

Insgesamt fanden sich bei der Bestimmung der Zytokinkonzentrationen in der Bronchiallavage keine signifikanten Unterschiede zwischen beiden Tiergruppen. IL-6 zeigte bei den IL-1β-Tieren eine niedrigere Konzentration in der BAL als bei den Kontrolltieren, jedoch ohne Signifikanz.

3.5. Auswertung des homogenisierten Lungengewebes 18 Stunden nach intratrachealer Applikation von *Streptococcus pneumoniae*

Bei der Beurteilung der Anzahl der KBE nach Lungenhomogenisierung und Ausstreichen auf Blutagarplatten bestand kein signifikanter Unterschied zwischen beiden Tiergruppen. Sowohl bei der Verdünnung 10^3 als auch bei der Verdünnung 10^4 fanden sich keine signifikanten Unterschiede. Bei der Verdünnung 10^3 fand sich in der IL-1β-Gruppe eine höhere Anzahl an KBE (Median bei den Kontrolltieren 26 KBE/Platte versus 40 KBE/Platte bei den IL-1β-Tieren). Es bestand keine Signifikanz und eine große Streuung der Werte (p=0,347 bei Verdünnung 10^3; p=0,548 bei Verdünnung 10^4) (*Abb. 21, 22*).

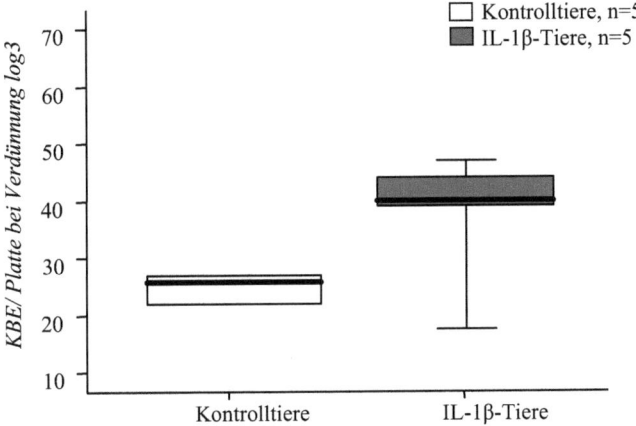

Abb.21 Vergleich der durchschnittlichen Anzahl der KBE/Platte bei einer Verdünnung 10^3 36 Stunden nach Beginn der IL-1β-Infusion gegen Vehikelinfusion, 18 Stunden nach *Streptococcus pneumoniae*, p=0,347, keine statistische Signifikanz nach *Mann-Whitney-U-Test*

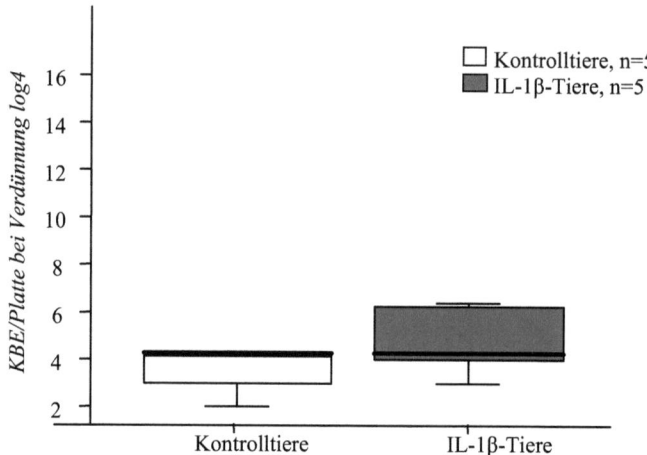

Abb.22 Vergleich der durchschnittlichen Anzahl der KBE/Platte bei einer Verdünnung von 10^4 36 Stunden nach Beginn der IL-1β-Infusion gegen Vehikelinfusion, p=0,548, nicht signifikant nach *Mann-Whitney-U-Test*

3.6. Auswertung der Bronchiallavage 06 Stunden nach Gabe von Streptococcus pneumoniae

Untersucht wurde die BAL von Kontroll- und IL-1β-Tieren 06 Stunden nach intratrachealer Applikation von *Streptococcus pneumoniae*.

Bei der Bestimmung der TNF-α-Konzentration zeigte sich eine niedrigere Konzentration bei den IL-1β-Tieren. Der Median lag hier bei den Kontrolltieren bei 3426 pg/ml und bei den IL-1β-Tieren bei 2418 pg/ml, es bestand ein signifikanter Unterschied zwischen beiden Tiergruppen (p=0,028) (***Abb. 23***).

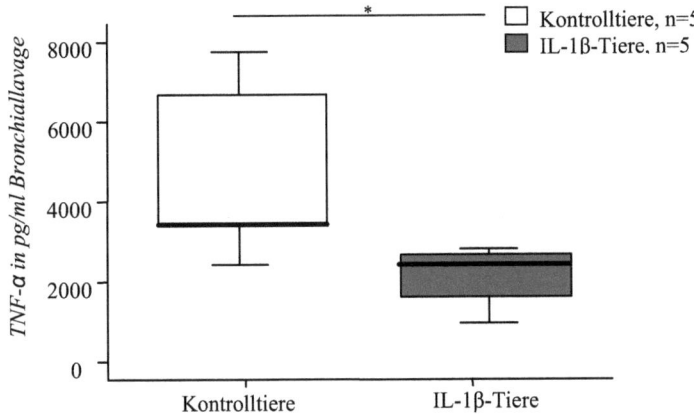

Abb.23 TNF-α-Konzentration in der BAL 24 Stunden nach Beginn der IL-1β-Infusion gegen Vehikelinfusion, 06 Stunden nach *Streptococcus pneumoniae*, statistisch signifikant *p=0,028 nach *Mann-Whitney-U-Test*

Bei der Bestimmung der IL-6-Konzentration in der BAL zeigte sich ein signifikanter Unterschied mit einer deutlich erniedrigten IL-6-Konzentration bei den IL-1β-Tieren (p=0,008). Der Median betrug bei den Kontrolltieren 11 897 pg/ml und bei den IL-1β-Tieren 4 871 pg/ml (*Abb. 24*).

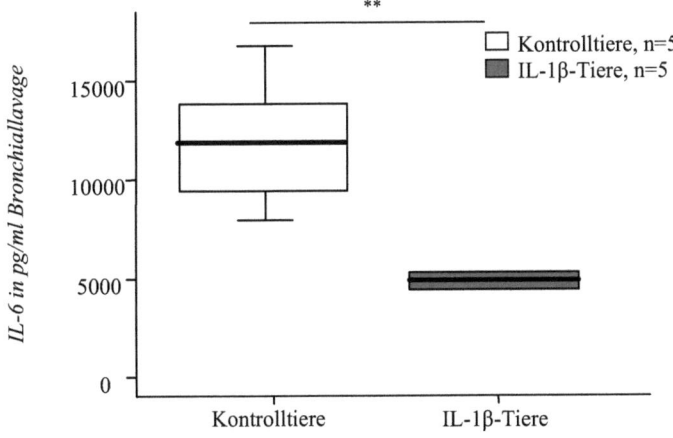

Abb.24 IL-6-Konzentration in der BAL 24 Stunden nach Beginn der IL-1β-Infusion gegen Vehikelinfusion, statistisch signifikant **p=0,008, Test nach *Mann-Whitney-U-Test*

IL-1β war in der BAL 06 Stunden nach Bakteriengabe bei den IL-1β-Tieren signifikant erniedrigt (p=0,016) (*Abb. 25*). Der Median betrug bei den Kontrolltieren 5597 pg/ml und bei den IL-1β-Tieren 2578 pg/ml.

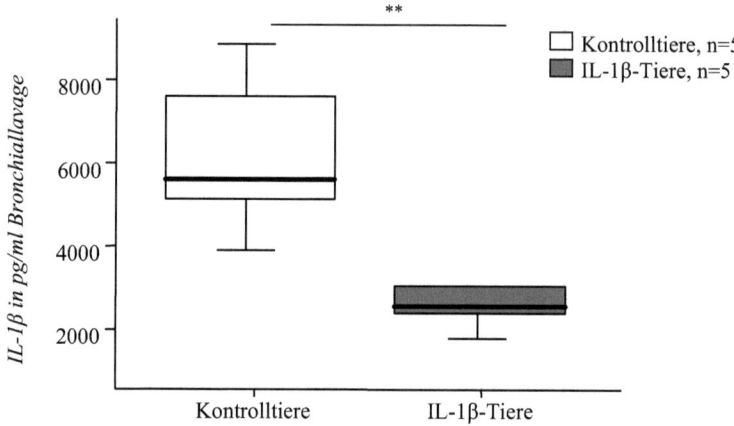

Abb.26   IL-1β-Konzentration in der BAL 24 Stunden nach Beginn der IL-1β-Infusion gegen Vehikelinfusion, 06 Stunden nach Bakteriengabe, statistisch signifikant **p=0,016 nach *Mann-Whitney-U-Test*

IL-10 wurde in der BAL bei beiden Tiergruppen untersucht. Es zeigten sich jedoch sowohl bei den IL-1β-Tieren als auch bei den Kontrolltieren Werte, die deutlich unterhalb des Messbereiches des Lesegerätes lagen und daher für die Auswertung nicht verwendet wurden.

3.7. CINC in Bronchiallavage und Blut/Plasma

Die oben genannten Messungen wurden ebenfalls bei dem Chemokin CINC durchgeführt. Entsprechend der anderen Zytokine wurde CINC in der BAL und im Plasma 18 Stunden nach Beginn der intrazerebralen IL-1β-Infusion/Vehikelinfusion nach Stimulation untersucht. Weiterhin wurde CINC 06 Stunden nach intratrachealer Bakteriengabe bei 24 Stunden intrazerebraler Infusion gemessen.

Die Bestimmung von CINC im Plasma 18 Stunden nach Beginn der IL-1β-/Vehikelinfusion ergab keinen signifikanten Unterschied zwischen beiden Tiergruppen (p=0,917). Bei beiden Tiergruppen lag der Median im ähnlichen Bereich (Kontrolltiere: 2697 pg/ml, IL-1β-Tiere: 3040 pg/ml) (*Abb. 26*).

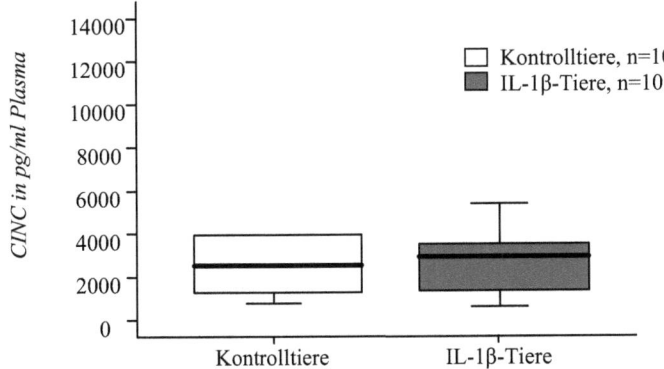

Abb.26 CINC im Plasma 18 Stunden nach Beginn der intrazerebralen IL-1β-Infusion gegen Vehikelinfusion, p=0,917, nicht signifikant nach Test nach *Mann-Whitney-U-Test* für nicht-parametrische Stichproben

In der Stimulation der Alveolarmakrophagen 18 Stunden nach Beginn der intrazerebralen IL-1β-Infusion/Vehikelinfusion bestand kein signifikanter Unterschied (p=0,841). Der Median betrug bei den Kontrolltieren 9038 pg/ml und bei den IL-1β-Tieren 10 901 pg/ml (***Abb. 27***).

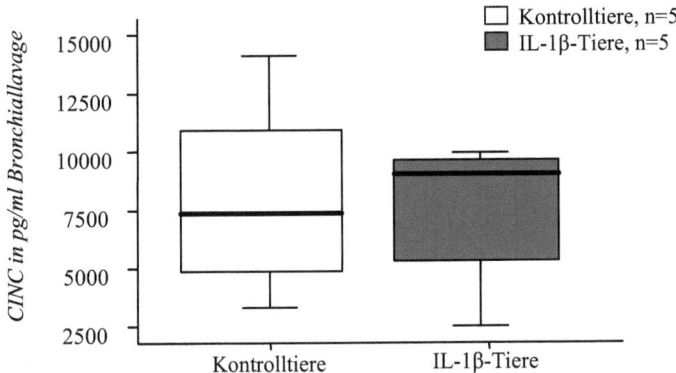

Abb.27 CINC-Konzentration nach In-vitro-Stimulation in der BAL 18 Stunden nach Beginn der IL-1β-Infusion gegen Vehikelinfusion, p=0,841, nicht signifikant nach *Mann-Whitney-U-Test*

In der In-vitro-Stimulation der Blutleukozyten zeigte sich dagegen ein signifikanter Unterschied zwischen beiden Tiergruppen (p=0,009). Der Median lag bei den IL-1β-Tieren bei 4958 pg/ml und bei den Kontrolltieren bei 1298 pg/ml (***Abb. 28***).

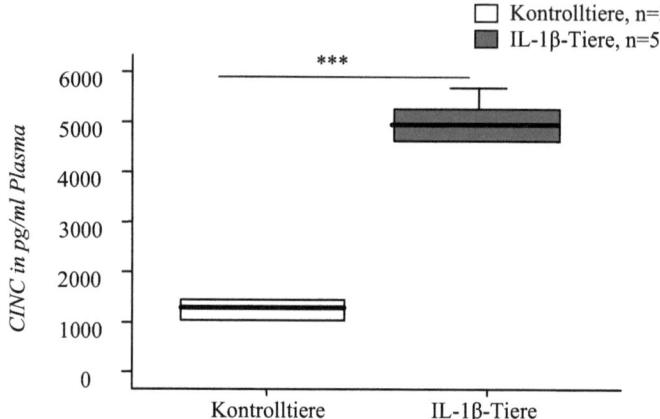

Abb.28 CINC-Konzentration im Vollblut nach In-vitro-Stimulation 18 Stunden nach Beginn der IL-1β-Infusion gegen Vehikelinfusion, ***p=0,009, statistisch signifikant nach *Mann-Whitney-U-Test*

Entgegen des oben gezeigten Verhaltens von CINC im Plasma fand sich eine signifikant niedrigere Konzentration (p=0,008) im Plasma bei den IL-1β-Tieren 24 Stunden nach Beginn der IL-1β-Infusion und 06 Stunden nach intratrachealer Bakteriengabe. Der Median betrug bei den Kontrolltieren 1895 pg/ml und bei den IL-1β-Tieren 1081 pg/ml (*Abb. 29*).

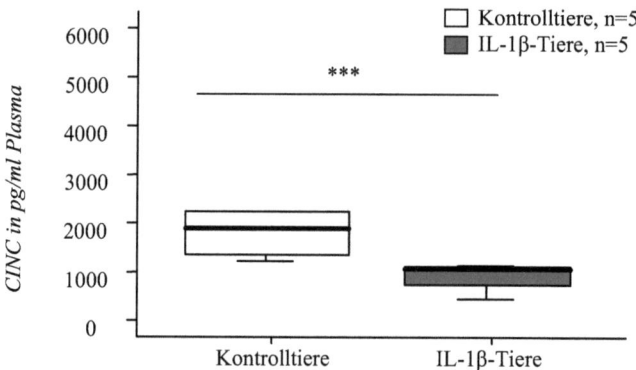

Abb.29 Konzentration von CINC im Plasma 24 Stunden nach Beginn der IL-1β-Infusion gegen Vehikelinfusion, 06 Stunden nach Gabe von *Streptococcus pneumoniae*, ***p=0,008, statistisch signifikant nach *Mann-Whitney-U-Test*

Eine Auswertung von CINC in der Bronchiallavage 6 Stunden nach intratrachealer Gabe von *Streptococcus pneumoniae* konnte aus forschungsökonomischen Gründen nicht durchgeführt werden.

3.8. Der Anteil der Leukozyten in der Bronchiallavage und im Blut 06 Stunden nach Bakteriengabe

Es wurden die Ausstriche von BAL und Blut 06 Stunden nach intratrachealer Bakteriengabe untersucht.

In der BAL 06 Stunden nach Bakteriengabe waren die Alveolarmakrophagen bei den IL-1β-Tieren im Vergleich zu den Kontrolltieren nicht erniedrigt (p=0,690). Die mediane Anzahl an Alveolarmakrophagen in der BAL betrug bei den IL-1β-Tieren 6,6/µl bei großer Streuung. Bei den Kontrolltieren lag der Median bei 7,4/µg mit geringerer Streuung der Werte(*Abb. 30*).

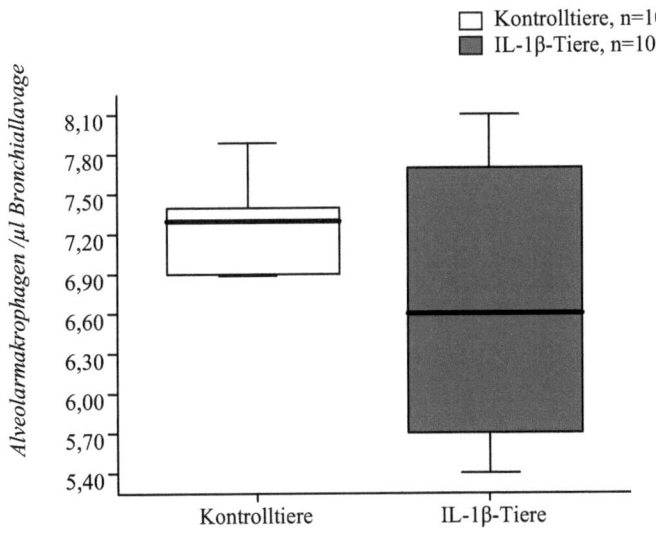

Abb.30 Anzahl der Alveolarmakrophagen in der BAL 24 Stunden nach Beginn der IL-1β-Infusion gegen Vehikelinfusion, 06 Stunden nach *Streptococcus pneumoniae*, p=0,690, statistisch nicht signifikant nach *Mann-Whitney-U-Test*

Der Zellausstrich der Bronchiallavage zeigte bei den Kontrolltieren deutlich mehr Alveolarmakrophagen (*Abb. 31*).

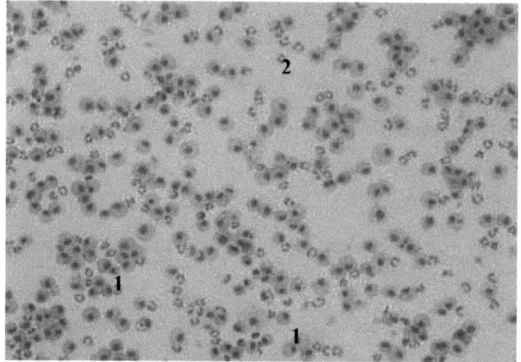

1 Alveolarmakrophagen
2 Granulozyt

Abb. 31 Zellausstrich der BAL bei einem Kontrolltier 24 Stunden nach Beginn der Vehikelinfusion und 06 Stunden nach intratrachealer Bakteriengabe, Hämatoxylin/Eosin-Färbung (HE-Färbung)

Im Zellausstrich fanden sich im Vergleich zu den Kontrolltieren deutlich weniger Alveolarmakrophagen bei den IL-1β-Tieren (*Abb. 32*).

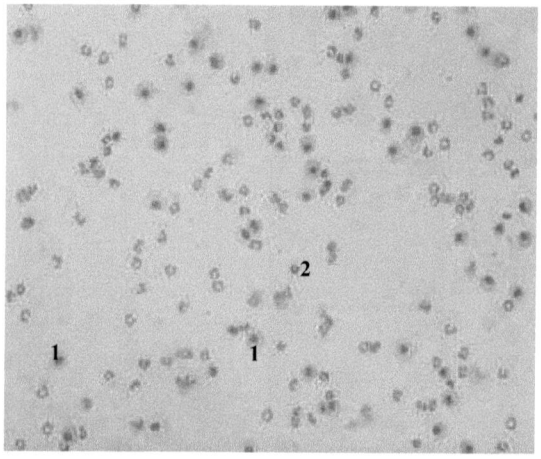

1 Alveolarmakrophagen
2 Granulozyten

Abb. 32 Zellausstrich aus der BAL eines IL-1β-Tieres 24 Stunden nach Beginn der intrazerebralen IL-1β-Infusion, 06 Stunden nach intratrachealer Bakteriengabe, HE-Färbung

Im Blutausstrich 24 Stunden nach Beginn der intrazerebralen IL-1β-Infusion und 06 Stunden nach intratrachealer Bakteriengabe zeigten sich keine signifikanten Unterschiede zwischen beiden Tiergruppen (Median bei den Kontrolltieren 14,3/µl, bei den IL-1β-Tieren 14,3/µl, p=1,0).

Auffallend war eine breite Streuung der Zellzahlen bei den Kontrolltieren, während bei den IL-1β-Tieren die einzelnen Werte um den Median gelagert waren (*Abb. 33*).

In der Differenzierung des Blutbildes zum Zeitpunkt 24 Stunden nach Beginn der intrazerebralen Infusion und 06 Stunden nach intratrachealer Bakteriengabe ergab sich vor allem bei den IL-1β-Tieren ein lymphogranulozytäres Bild (Lymphozyten 51,60%+/-13,31, Granulozyten 45,20%+/-13,64), während bei den Kontrolltieren ein überwiegend lymphozytäres Bild auffiel (Lymphozyten 68,60%+/-9,5, Granulozyten 28,20%+/-8,81). Die Monozyten wiesen bei beiden Tiergruppen keine Veränderungen nach Bakteriengabe (*Abb. 34*) auf. Signifikanz bestand zwischen den Lymphozytenzahlen der Tiergruppen (p=0,047) (*Abb. 35*).

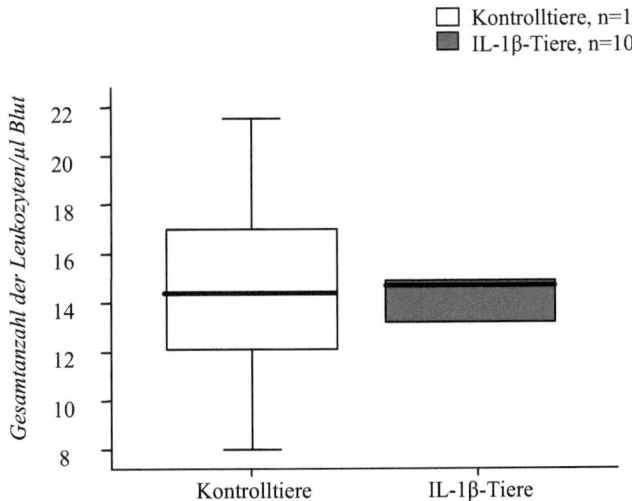

Abb.33 Anzahl an Leukozyten im Blutausstrich 24 Stunden nach Beginn der intrazerebralen IL-1β-Infusion gegen Vehikelinfusion, 06 Stunden nach *Streptococcus pneumoniae*, p=1,0 nach *Mann Whitney-U-Test*

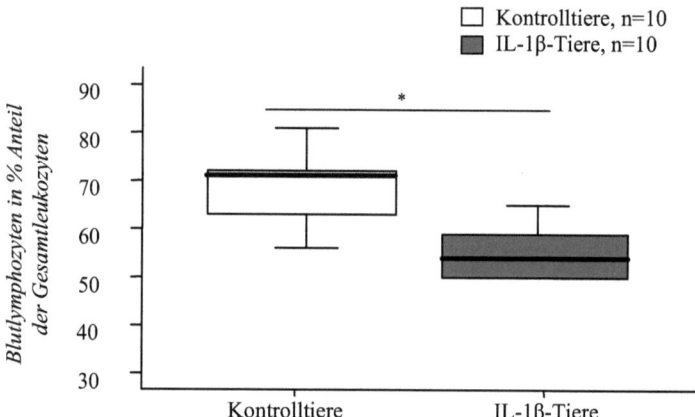

Abb.34 Anteil der Lymphozyten in % am Anteil der gesamten Blutleukozyten 24 Stunden nach Beginn der intrazerebralen IL-1β-Infusion versus Vehikelinfusion, 06 Stunden nach intratrachealer Bakteriengabe, *p=0,047, statistisch signifikant nach *Mann-Whitney-Test-U-Test*

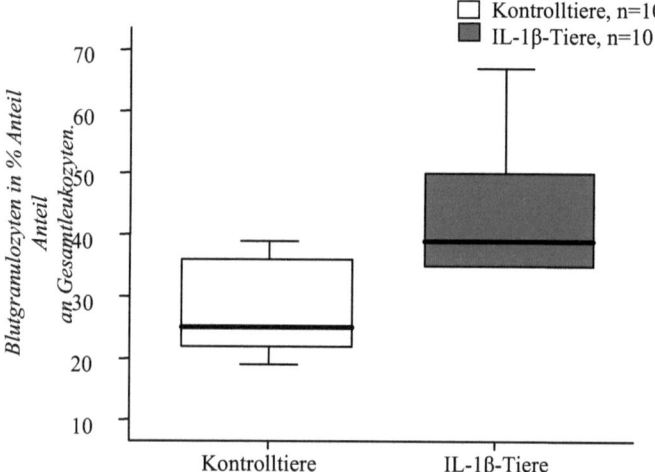

Abb.35 Granulozyten in % anteilig an den Gesamtleukozyten im Blut 24 Stunden nach Beginn der intrazerebralen IL-1β-Infusion versus Vehikelinfusion, 06 Stunden nach intratrachealer Bakteriengabe, p=0,093, nicht signifikant nach *Mann-Whitney-U-Test*

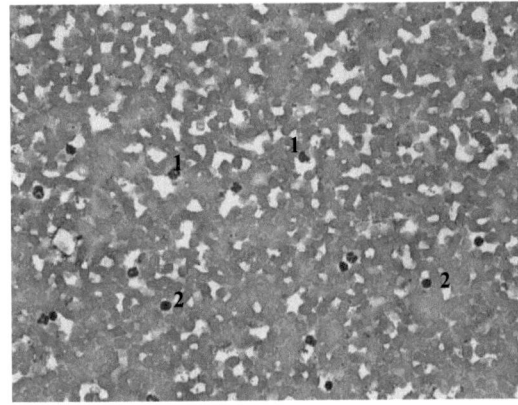

1 Granulozyt
2 Lymphozyt

Abb.36 Blutausstrich 24 Stunden nach Beginn der IL-1β-Infusion bei einem IL-1β-Tier, 06 Stunden nach Bakteriengabe

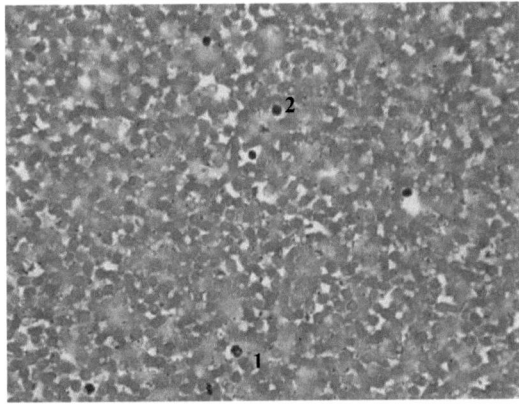

1 Granulozyt
2 Lymphozyt

Abb.37 Blutausstrich 24 Stunden nach Beginn der intrazerebralen Vehikelinfusion bei einem Kontrolltier, 06 Stunden nach Bakteriengabe

Die *Abb. 36* und *37* zeigen ein granulozytäres Zellbild bei den IL-1β-Tieren, während bei den Kontrolltieren vor allem Lymphozyten zu finden waren (*Abb. 37*).

3.9. Zusammenfassung der Ergebnisse

Nach intrazerebraler IL-1β-Infusion zeigte sich zum Zeitpunkt 18 Stunden nach Beginn der Infusion eine erhöhte Konzentration an intrazellulärem IL-10. Diese Konzentrationserhöhung wurde als maximale Immunsuppression gewertet. Die Gabe von *Streptococcus pneumoniae* erfolgte zu diesem Zeitpunkt und ergab keine signifikanten Unterschiede zwischen beiden Tiergruppen. Nach Durchführung einer BAL 06 Stunden nach Bakteriengabe fanden sich signifikant erniedrigte Konzentrationen der pro-inflammatorischen Zytokine IL-6, IL-1β und TNF-α. Das Chemokin CINC ist in der BAL bei den IL-1β-Tieren erniedrigt. In der Zellzählung der Alveolarmakrophagen fanden sich keine signifikanten Unterschiede zwischen beiden Tiergruppen. Im Differentialblutbild ergab sich ein granulozytäres Zellbild bei den IL-1β-Tieren. Bei den Kontrolltieren fanden sich überwiegend Lymphozyten im Zellausstrich. In den Versuchen zur In-vitro-Stimulation zeigten sich keine signifikanten Unterschiede zwischen beiden Tiergruppen.

Nach intrazerebraler IL-1β-Applikation kam es daher zu einer systemischen Immunsuppression, die jedoch keine Pneumonie zur Folge hatte.

4. Diskussion

Im Folgenden werden das Studienmodell in seiner Durchführung und Methodik, die Ergebnisse sowie die klinische Relevanz der vorliegenden Studie diskutiert.

4.1. Diskussion des Studienmodells

Es werden nachfolgend das Modell der zerebralen Immunsuppression und die Ergebnisse des Pneumoniemodells besprochen.

4.1.1. Das Modell der zerebralen Immunsuppression

In dieser Studie wurde intrazerebral appliziertes rrIL-1β zur Induktion einer ZNS-vermittelten Immunsuppression verwandt. In bisher erfolgten Studien der Arbeitsgruppe konnte intrazerebrales IL-1β am Rattenmodell zur Induktion einer systemischen Immunsuppression bereits als wichtiges immunsuppressives Zytokin identifiziert werden (10, 88). Systemisches IL-10 als anti-inflammatorisches Zytokin wurde als Marker der Immunsuppression identifiziert (19).

In den vorliegenden Ergebnissen zeigte sich eine nicht signifikante Erhöhung der IL-10-Konzentration in CD3+-Lymphozyten und CD11b/c+-Monozyten 18 Stunden nach Beginn der intrazerebralen IL-1β-Gabe. Diese Tendenz ist als Zeichen einer gestörten Immunreaktion zu sehen. Retrospektiv wurde die fehlende Signifikanz aufgrund einer großen Streuung der Werte gesehen. Für diese Streuung bei gleicher Vorgehensweise war vermutlich die gruppenweise Durchführung der Versuche verantwortlich. Aufgrund des Arbeitsumfanges wurden immer Gruppen von jeweils fünf Tieren operiert. Trotz einer statistischen Angleichung führten scheinbar biologische Veränderungen der jeweiligen Tiergruppe zur großen Streuung der Werte. Trotzdem wurde der Tendenz folgend der Zeitpunkt der Bakteriengabe auf 18 Stunden nach Beginn der intrazerebralen IL-1β-Applikation festgelegt.

In der Literatur erfolgte im Mausmodell des experimentellen *A.cerebri-media*-Infarktes eine Bakteriengabe zur Pneumonieinduktion 4 Tage nach Arterienverschluss, weil zu diesem Zeitpunkt die zerebral-induzierte Immunsuppression am stärksten ausgeprägt war. In dem verwendeten Arterienverschlussmodell wurden die Tiere in den ersten drei Tagen mit Moxifloxacin behandelt, da die zerebrale Ischämie mit spontanen bakteriellen Infektionen assoziiert war (78).

Im Pneumoniemodell der alkoholinduzierten Immunsuppression wurde eine signifikante Immunsuppression 18 Stunden nach Alkoholgabe beschrieben. Diese wurde anhand einer verminderten Konzentration der pro-inflammatorischer Zytokine wie MIP-2 und CINC in Plasma und BAL nachgewiesen (75).

Vor diesem Hintergrund wurde für unser Modell der Tendenz der IL-10-Erhöhung im Plasma folgend die Bakteriengabe 18 Stunden nach Beginn der IL-1β-Infusion durchgeführt. Beide Pneumoniestudien weisen auf eine Immunsuppression in der frühen Phase hin, jedoch ist die Induktion der Immunsuppression unterschiedlich. Im vorliegenden Modell ist die Immunsituation über einen Zeitraum von 24 Stunden gemessen worden. Aufgrund von Beobachtungen der Arbeitsgruppe zeigte sich, dass IL-1β besonders in diesem Zeitraum immunsuppressiv wirkt.

4.1.2. Das Pneumoniemodell

In Anlehnung an das Pneumoniemodell der amerikanischen Arbeitsgruppe zur alkoholinduzierten Immunsuppression wurde in dieser Studie die Technik der intratrachealen Bakteriengabe gewählt. Es zeigten sich sowohl in den in Berlin als auch in New Orleans durchgeführten Versuchen keine signifikanten Unterschiede in der Auszählung der Bakterienkolonien zwischen Kontroll- und IL-1β-Tieren. Die ursprüngliche Versuchsanordnung der Berliner Versuche wies einige methodische und logistische Mängel auf, die einen Teil des Misserfolgs erklären könnten. Die injizierte Bakterienkonzentration war deutlich geringer als die in den USA verwendete. Zudem erfolgte die Bakteriengabe anfangs 24 Stunden nach Beginn der intrazerebralen IL-1β-Infusion. Die Ergebnisse zur IL-10-Konzentration in CD3+-Lymphozyten und CD11b/c+-Monozyten zeigten jedoch, dass zum Zeitpunkt 24 Stunden die IL-10-Erhöhung überstanden war. Weiterhin beeinflussten lange Transportwege zwischen dem Mikrobiologischen Institut und dem Labor des DRK Klinikums Westend die Virulenz der Bakterien sowie die Qualität der entnommenen Gewebe. In den USA konnten diese Versuchsabläufe optimiert werden. Die intratracheale Bakterienapplikation wurde von einer mit dem Modell vertrauten technischen Assistentin betreut und überprüft. Die Versuchszeiten konnten aufgrund der idealen logistischen und personellen Bedingungen exakt eingehalten werden. Die Bakterienaufbereitung erfolgte nach den dortigen Erfahrungen. Trotz dieser Optimierung und der korrekten Bakteriengabe waren keine Unterschiede in den KBE zwischen IL-1β- und Kontrolltieren erkennbar. Die auf den Platten abzulesende Anzahl der KBE stimmte mit denen von der amerikanischen Arbeitsgruppe publizierten überein (54, 75), so dass Fehler im Versuchsaufbau und in der Durchführung ausgeschlossen werden konnten.

Die bereits erwähnten Publikationen dieser Arbeitsgruppe beziehen sich auf eine alkoholinduzierte Immunsuppression, die weitaus stärker ausgeprägte immunsuppressive Effekte hinsichtlich der Infektionsanfälligkeit aufwies. Wahrscheinlich reichte die durch intrazerebrales IL-1β induzierte Immunsuppression nicht aus, um bei den Tieren eine ausreichende Infektanfälligkeit zu erreichen. Eine weitere Erhöhung von IL-1β in der Pumpe erscheint aufgrund des Lösungsverhaltens des Moleküls und der möglichen Toxizität nicht sinnvoll. Daher erfolgte die Durchführung der BAL, um Veränderungen der Alveolarmakrophagen und des Zytokinmusters zu erfassen, um eventuelle Tendenzen bezüglich der Infektanfälligkeit zu sehen.

4.1.2.1. Zytokinkonzentrationen in BAL und Plasma

Folgend werden die einzelnen Zytokine in BAL und Plasma besprochen. Zusammenfassend ergaben sich keine signifikanten Unterschiede in den Versuchen zur In-vitro-Stimulation in BAL und Plasma. Nach Bakteriengabe fand sich bei den Zytokinen IL-1β, TNF-α, IL-6 in der BAL eine signifikante Verminderung. CINC trat nach Bakteriengabe im Plasma signifikant vermindert auf.

4.1.2.1.1. IL-1β in BAL und Plasma

In der vorliegenden Studie wurde IL-1β nach In-vitro-Stimulation mit LPS in Plasma und BAL, sowie nach intratrachealer Gabe von *Streptococcus pneumoniae* in der BAL gemessen. In BAL und Plasma fand sich nach In-vitro-Stimulation kein signifikanter Unterschied zwischen beiden Tiergruppen. Entgegen der Erwartungen bestand eine nicht signifikante Erhöhung der IL-1β-Konzentration in der BAL nach In-vitro-Stimulation. Die intrazerebrale IL-1β-Infusion führte daher innerhalb des Versuchszeitraumes nicht zu einer Beeinträchtigung der lokalen und systemischen IL-1β-Ausschüttung.

In der BAL 06 Stunden nach intratrachealer Gabe von *Streptococcus pneumoniae* zeigte sich bei den IL-1β-Tieren eine signifikante Verminderung der IL-1β-Konzentration. Dieses Zytokin wird vorwiegend von Alveolarmakrophagen produziert. Somit zeigt sich hier eine Funktionsstörung der Alveolarmakrophagen und damit eine Beeinträchtigung der Rekrutierung neutrophiler Leukozyten, da IL-1β hier als Chemokin fungiert.

IL-1β ist ein potentes pro-inflammatorisches Zytokin, das bei lokalen und systemischen Entzündungsprozessen freigesetzt wird. Es bewirkt eine ausgeprägte Zellinvasion in das betroffene Gewebe. Eine gestörte IL-1β-Produktion deutet auf eine gestörte Immunabwehr hin.

4.1.2.1.2. IL-6 in BAL und Plasma

IL-6 zeigte in den vorliegenden Versuchen zur In-vitro-Stimulation keine signifikanten Unterschiede in BAL und Plasma zwischen IL-1β- und Kontrolltieren. In der BAL trat nach In-vitro-Stimulation eine nicht signifikante Verminderung der IL-6-Konzentration bei den IL-1β-Tieren auf. Nach Bakteriengabe zeigte sich jedoch bei den IL-1β-Tieren eine signifikante Verminderung der IL-6-Konzentration in der BAL, was als Zeichen einer gestörten Immunabwehr zu sehen ist.

IL-6 ist ein pro-inflammatorisches Zytokin, das bei Entzündungsprozessen mit Gewebsuntergang lokal auftritt. In klinischen Studien konnte eine Beschränkung von IL-6 auf eine Lungenhälfte bei Patienten mit unilateraler Pneumonie nachgewiesen werden (42, 43). Als Marker für eine Sepsis oder SIRS wird IL-6 im Rahmen einer systemischen Inflammation bereits klinisch verwendet (9, 79).

4.1.2.1.3. TNF-α in BAL und Plasma

In der vorliegenden Studie konnten keine Unterschiede in der Plasmakonzentration des pro-inflammatorischen Zytokins TNF-α nach In-vitro-Stimulation festgestellt werden. Bei der In-vitro-Stimulation der BAL ergaben sich Messwerte für TNF-α, die außerhalb der Messkurve lagen und somit nicht in die Bewertung einbezogen wurden.

In der BAL zeigte sich jedoch nach Gabe von *Streptococcus pneumoniae* eine signifikante Verminderung der TNF-α-Konzentration bei den IL-1β-Tieren. Die intrazerebrale IL-1β-Infusion beeinträchtigt daher die Funktion der Alveolarmakrophagen, das chemotaktische Zytokin TNF-α in ausreichender Menge zu produzieren.

TNF-α ist ein bedeutendes pro-inflammatorisches Zytokin, das die Produktion weiterer chemotaktischer Zytokine stimuliert. Es weist jedoch eine weitaus niedrigere pro-inflammatorische Aktivität als IL-1β auf. Nach intrazerebraler IL-1β-Gabe traten eine deutliche Zellinvasion in den Liquor und histologische Aspekte einer Meningoenzephalitis auf (12, 96). Diese Effekte waren nach intrazerebraler Gabe von TNF-α nur marginal ausgeprägt. TNF-α konnte in der Peripherie zu keinem Zeitpunkt nachgewiesen werden (10). Eine ähnliche TNF-α-unabhängige Immunsuppression wurde im Pneumoniemodell nach Alkoholintoxikation beschrieben (75).

4.1.2.1.4. IL-10 in BAL und Plasma

In der vorliegenden Studie zeigte sich bei der IL-10-Konzentration nach In-vitro-Stimulation kein signifikanter Unterschied in BAL und Plasma zwischen beiden Tiergruppen. In den besprochenen Versuchen zur Durchflusszytometrie fand sich bei den IL-1β-Tieren eine intrazellulär erhöhte IL-10-Konzentration in Monozyten und Lymphozyten zum Zeitpunkt 18 Stunden. Dagegen ergab sich in der BAL nach In-vitro-Stimulation eine nicht signifikante Erniedrigung der IL-10-Konzentration bei den IL-1β-Tieren. Es würde hier jedoch eine erhöhte IL-10-Konzentration bei den IL-1β-Tieren als anti-inflammatorische Gegenreaktion erwartet werden.

IL-10 ist ein hochpotentes anti-inflammatorisches Zytokin, das als Gegenspieler der pro-inflammatorischen Zytokine produziert wird. Es soll eine überschießende Immunreaktion begrenzen und somit die Entstehung eines SIRS verhindern (56, 97). Neben neuroendokrinen Mechanismen der HH-Achse und der Ausschüttung von Glucocorticoiden als immunsuppressive Maßnahmen wurde eine durch Katecholamine hervorgerufene IL-10-Produktion in Monozyten und Makrophagen beschrieben (19, 62). Über eine β-Adrenorezeptor-abhängige Signalkaskade und Aktivierung der Proteinkinase A kommt es zu einer de-novo-Synthese in Monozyten. Der Mechanismus der Immunsuppression ist bei Patienten nach Schädel-Hirn-Trauma und neurochirurgischen Eingriffen beschrieben (41). Dieser Effekt ist nicht nur bei Hirnläsionen zu beobachten, sondern findet sich auch nach größeren Operationen, Polytrauma sowie Herzinfarkten. IL-10 spielt eine wichtige Rolle in der Herunterregulation der HLA-DR-Expression auf Monozyten bei Patienten mit septischem Schock (62). Bei Patienten mit ARDS und erhöhten IL-10-Konzentrationen in der BAL konnte eine verbesserte Überlebensrate festgestellt werden. Weiterhin konnte eine Korrelation der IL-10-Produktion mit der Ausschüttung von TNF-α gezeigt werden (58). In der vorliegenden Studie zeigt sich somit, dass die durch intrazerebral appliziertes IL-1β hervorgerufene Funktionsstörung der Alveolarmakrophagen neben der verminderten pro-inflammatorischen Reaktion eine verminderte anti-inflammatorische Gegenreaktion bedingt.

4.1.2.1.5. CINC in BAL und Plasma

Das Chemokin CINC wurde in der vorliegenden Studie im Plasma 18 Stunden nach intrazerebraler IL-1β-Infusion in BAL und Plasma nach In-vitro-Stimulation und im Plasma nach Bakteriengabe untersucht. Nach In-vitro-Stimulation trat CINC im Plasma signifikant erhöht auf. Nach intratrachealer Gabe von *Streptococcus pneumoniae* fand sich im Plasma eine signifikant verminderte CINC-Konzentration. Intrazerebral appliziertes IL-1β vermindert die Produktion von CINC und damit die Rekrutierung von neutrophilen Ganulozyten.

CINC nimmt aufgrund seiner Fähigkeit zur Kompartimentalisierung und seiner potenten chemotaktischen Eigenschaften eine Sonderstellung unter den untersuchten Zytokinen ein. CINC ist ein CXC-Chemokin, das im Vergleich mit dem kompartimentbezogenen MIP-2 zu betrachten ist. Beide Chemokine teilen sich den gleichen Rezeptor CXCR2. MIP-2 weist jedoch eine 72-mal stärkere Bindungsaffinität zum CXCR2-Rezeptor auf und desensibilisiert diesen für nachfolgende Zytokine. Beide Chemokine verstärken neben ihrer chemotaktischen Wirkung auch die Funktion neutrophiler Granulozyten. Sie fördern die Expression von β2-Integrinen, die Phagozytose und die Degranulation der Granulozyten. Bisher konnte gezeigt werden, dass beide Chemokine nach intrapulmonaler Bakteriengabe produziert werden. Eine Blockade des CXCR2-Rezeptors bewirkte eine signifikante Verminderung der neutrophilen Entzündungsreaktion. Ein Defekt des CXCR2-Rezeptors reduzierte die bakterielle Eliminierung und erhöhte somit das Pneumonierisiko im Rattenmodell. CINC wird via eines selektiven Transportsystems vom Alveolarraum in die periphere Zirkulation transportiert und ist im Gegensatz zu MIP-2 nach einer intratrachealen Gabe von LPS oder *Streptococcus pneumoniae* im Plasma nachweisbar (42, 75, 98). CINC wirkt damit auch auf neutrophile Granulozyten, die sich von der lokalen Entzündung entfernt aufhalten.

Nach Hirnläsionen tritt CINC als frühes Akute-Phase-Protein im Plasma auf. Durch seine ausgeprägte chemotaktische Potenz kann es zum Multiorganversagen kommen (99). In einem zerebralen Ischämiemodell in der Ratte konnte gezeigt werden, dass CINC in der Reperfusionsphase 03 bis 06 Stunden nach Beginn der Reperfusion im Liquor auftrat. 12 Stunden nach Beginn der Reperfusion fand sich die Einwanderung neutrophiler Granulozyten in die Läsion (100). Hier zeigte sich, dass CINC bei zerebralen Läsionen für die Rekrutierung von neutrophilen Granulozyten bedeutend ist.

Im vorliegenden Modell könnte die Erhöhung von CINC im Plasma nach In-vitro-Stimulation bei den IL-1β-Tieren als Zeichen einer verstärkten Akute-Phase-Reaktion nach Entzündungsreiz verstanden werden. Aufgrund der durch IL-1β hervorgerufenen Entzündung findet eine verstärkte Freisetzung von CINC zur Rekrutierung von Granulozyten statt. Die verminderte Konzentration von CINC im Plasma nach intratrachealer Bakteriengabe bei den IL-1β-Tieren spricht für eine Funktionsstörung der Alveolarmakrophagen. Aufgrund der geringeren CINC-Freisetzung bei den IL-1β-Tieren findet sich ein verminderter Transport vom Alveolarraum in die Zirkulation.

4.1.2.2. Alveolarmakrophagen in der Bronchoalveolarlavage

Die Auszählung der Alveolarmakrophagen 06 Stunden nach Bakteriengabe konnte keine signifikanten Unterschiede zwischen beiden Tiergruppen zeigen. Es wurde erwartet, dass es bei den IL-1β-Tieren zu einer signifikant geringeren Anzahl an Alveolarmakrophagen in der BAL kommen würde. Eine Verminderung der pro-inflammatorischen Zytokine in der BAL der IL-1β-Tiere ließe eine verminderte Rekrutierung neutrophiler Granulozyten aus dem Blut vermuten. Nach Auszählung der Alveolarmakrophagen fand sich ein nicht signifikant erniedrigter Median bei den IL-1β-Tieren. Aufgrund einer großen Streuung der Werte bei den IL-1β-Tieren konnten keine Aussagen zu Tendenzen getroffen werden. Die Fähigkeit der Alveolarmakrophagen zur Zytokinproduktion ist trotz der unveränderten Anzahl vermindert.

Im Pneumoniemodell der alkoholinduzierten Immunsuppression fand sich bei den alkoholintoxikierten Tieren eine signifikant verminderte Anzahl an Alveolarmakrophagen 06 Stunden nach Gabe von *Streptococcus pneumoniae*. Bei den Kontrolltieren kam es bereits 40 Stunden nach Bakteriengabe zu einem deutlichen postinfektiösen Abfall der Makrophagenanzahl als Zeichen der überstandenen Infektion. Bei den Alkoholtieren fand sich ein verzögerter Anstieg der Alveolarmakrophagen, der zum Zeitpunkt 40 Stunden noch bestand (75).

Das vorliegende Studienmodell orientierte sich am Pneumoniemodell der alkoholinduzierten Immunsuppression. Jedoch ist die zerebral-induzierte Immunsuppression mittels IL-1β-Infusion nicht mit den stärker ausgeprägten immunsuppressiven Effekten des Alkohols gleichzusetzen. Intrazerebrales IL-1β wirkt weniger immunsuppressiv auf die Funktion und das Verhalten der Alveolarmakrophagen als intraperitoneal applizierter Alkohol. Der Zeitraum der durchgeführten Versuche über 24 Stunden war vermutlich zu kurz bemessen. Zwischen Bakteriengabe und BAL lagen 06 Stunden. Möglicherweise fänden sich deutlichere Veränderungen in der BAL zu einem späteren Zeitpunkt nach Bakteriengabe.

4.1.2.3. Das Verhalten von Granulozyten und Lymphozyten nach Bakteriengabe

Im Blutausstrich der gesamten Leukozyten zeigten sich keine signifikanten Unterschiede zwischen beiden Tiergruppen. Erst im Differentialblutbild fiel auf, dass bei den IL-1β-Tieren ein granulozytäres Zellbild vorlag. Bei den Kontrolltieren bestand ein lymphozytäres Blutbild, mit einer signifikant höheren Lymphozytenzahl bei den Kontrolltieren. Nach intrazerebraler IL-1β-Infusion fand sich eine Verschiebung zu einem granulozytärem Zellbild.

Im Pneumoniemodell der alkoholinduzierten Immunsuppression ist eine Verschlechterung der Granulozytenfunktion mit Beeinträchtigung der Migration beschrieben (75). In diesem Zusammenhang könnte es sich hier um eine verspätete Rekrutierung von Granulozyten aus dem Blut handeln. Die Granulozytenfunktion ist nach intrazerebraler IL-1β-Infusion so beeinträchtigt, dass die Lymphozyten verlangsamt aktiviert werden. Bei den Kontrolltieren ist 06 Stunden nach Bakteriengabe bereits die Einwanderung der Lymphozyten erfolgt. Möglicherweise findet sich bei den IL-1β-Tieren auch eine Beeinträchtigung der Lymphozytenfunktion mit einer verspäteten Rekrutierung und einer kompensatorischen Erhöhung der Granulozyten.

4.1.3. Bewertungen des Pneumoniemodells

In dieser Studie wurde das Pneumonierisiko nach intrazerebraler Applikation von rrIL-1β untersucht. Trotz Optimierung der Versuchsbedingungen zeigten sich keine Unterschiede in der Anzahl der KBE bei IL-1β- und Kontrolltieren, so dass die intrazerebrale Gabe von IL-1β nicht ausreichte, um eine Pneumonie hervorzurufen. Die Aufschlüsselung pro-inflammatorischer Zytokine in der BAL ergab jedoch eine Verminderung der Zytokine TNF-α, IL-6 und IL-1β sowie CINC. In den Zellzahlen der Alveolarmakrophagen zeigten sich keine signifikanten Unterschiede zwischen beiden Tiergruppen. Die Differenzierung der Blutleukozyten ergab eine Verschiebung des Zellbildes zu einem granulozytären Zellbild bei den IL-1β-Tieren. Die Verminderung pro-inflammatorischer Zytokine in der BAL war nicht ausreichend, so dass nach intratrachealer Bakteriengabe die Bakterieneliminierung nicht beeinträchtigt wurde. Das Ziel der Studie war der Nachweis einer Pneumonie nach intrazerebraler IL-1β-Infusion. In diesem Modell lässt sich nach intrazerebraler IL-1β-Gabe kein erhöhtes Pneumonierisiko nachweisen. Eine Erhöhung der intrazerebralen IL-1β-Konzentration war durch das Lösungsverhalten des Moleküls und der toxischen Nebenwirkungen nicht möglich.

4.2. Relevanz der Studie

Die Pneumonie ist mit 40% eine der häufigsten und schwerwiegendsten Komplikationen nach Hirnläsionen. In beatmeten Patienten mit Schädel-Hirn-Trauma können 60% der Patienten an einer Pneumonie erkranken. Die Pneumonie ist mit 31% die häufigste Todesursache nach akutem Schlaganfall. Die vorliegende Studie untersucht einen möglichen Mechanismus der

Pneumonieentstehung durch die zerebral-induzierte Immunsuppression. In Patienten mit Schädel-Hirn-Trauma konnten neben weiteren pro-inflammatorischen Zytokinen intrazerebrales IL-1β als wichtiges immunsuppressives Zytokin identifiziert werden. Es agiert im Gehirn als Neurotransmitter und kann anti-inflammatorische Signalketten wie das sympathische Nervensystem und die HNN-Achse aktivieren. Inwieweit intrazerebral appliziertes IL-1β allein diese inflammatorische Situation im Modell nachstellen kann, ist fraglich. Eine Pneumonie konnte hier nicht erzeugt werden.

Dieses Modell lässt Fragen zur Immunlage nach intrazerebraler IL-1β-Infusion offen. Der Zeitraum der Messungen und Probenentnahmen lag bei 24 Stunden, da aufgrund der bisherigen Erfahrungen der Arbeitsgruppe von einer frühen Immunmodulation ausgegangen wurde. Gerade beim Verhalten der Alveolarmakrophagen, Granulozyten und Lymphozyten im Blut, sowie der Entwicklung des Zytokinmusters in Plasma und BAL wären längere Versuchszeiten von 48 Stunden aufschlussreich. Des Weiteren ist die Versuchsreihe aus finanzökonomischen Gründen mit kleinen Tierzahlen durchgeführt worden, so dass sich kaum signifikante Veränderungen bei einer großen Streuung der Werte ergaben. Die zerebral-induzierte Immunsuppression mittels intrazerebraler IL-1β-Infusion war weniger ausgeprägt als in den vorhergehenden Versuchen der Arbeitsgruppe vermutet wurde. Die untersuchten Zytokine zeigten nur einen Teil der Immunreaktion. Eine Erweiterung des Versuchsmodells mit Untersuchung weiterer Zytokine, wie INF-γ, IL-1ra, MIP-2, IL-8 oder IL-12, könnte neue Aspekte aufweisen. Mögliche Therapiestrategien zur Blockierung der Immunsuppression und Infektionsprophylaxe würden klinisch relevante Ansätze geben. Das bessere Verständnis und die Kenntnis der Mechanismen der zerebral-induzierten Immunsuppression könnten helfen, effektive Therapiestrategien zu entwickeln und den klinisch-neurologischen Zustand der Patienten entscheidend verbessern.

4.3. Aussichten und Perspektiven

Die Pneumonie nach Hirnläsionen ist eine Folge mehrerer Faktoren und Mechanismen. Die Klärung der Mechanismen der zerebral-induzierten Immunsuppression könnte entscheidend die Therapie nach Hirnschädigung verbessern. Die zerebral-induzierte Immunsuppression spielt eine entscheidende Rolle, da weitere Faktoren wie Intubation und Aspiration eine Pneumonie begünstigen. Die Aspirationsprophylaxe, die Lagerung der Patienten, die frühzeitige Mobilisation und die physiotherapeutische Atemgymnastik gehören zum Präventionsstandard. Bisher sind zwei klinische Studien zur antibiotischen Pneumonieprophylaxe nach akutem Schlaganfall publiziert. Die in Berlin initiierte multizentrische, randomisierte, doppelblinde und placebokontrollierte

PANTHERIS-Studie (Präventive Antibakterielle Therapie des akuten ischämischen Schlaganfalls) konnte an 80 Patienten mit großen Mediainfarkten eine signifikante Reduktion der Infektionsrate nachweisen. Die Patienten erhielten innerhalb von 36 Stunden nach Infarktereignis über fünf Tage pro Tag 400mg Moxifloxacin oder ein Placebo. Die spanische ESPIAS-Studie war monozentrisch, randomisiert, doppelblind und placebokontrolliert angelegt. Sie untersuchte 136 Patienten, die innerhalb von 24 Stunden über drei Tage 500mg Levofloxacin oder ein Placebo erhielten. Diese Studie musste aufgrund des deutlich negativen Ergebnisses abgebrochen werden, da die Patienten der Levofloxacingruppe eine höhere Letalität aufwiesen. Die Gründe für das Scheitern dieser Studie könnten in der niedrigen Antibiotikadosierung von 500mg Levofloxacin pro Tag und der lokalen Resistenzentwicklung liegen. Weiterhin war die Behandlungsdauer über drei Tage vermutlich zu kurz, um Infektionen ausreichend zu behandeln. In der ESPIAS-Studie wurde im Vergleich zur PANTHERIS-Studie ein heterogenes Patientenspektrum mit unterschiedlichen Schweregraden der Ischämie einbezogen. Das vielversprechende Ergebnis der PANTHERIS-Studie muss in einer Phase-III-Studie bestätigt werden. Ähnliche Ansätze zur Pneumonieprophylaxe könnten bei Patienten nach Schädel-Hirn-Trauma untersucht werden.

5. *Zusammenfassung*

IL-1β ist ein proinflammatorisches Zytokin, das nach intrazerebraler Infusion im Rattenmodell der zerebral induzierten Immunsuppression eine ausgeprägte Zellinvasion ins Gewebe und eine systemische Immunsuppression mit Erhöhung des IL-10 im Blut hervorruft.

In den vorliegenden Versuchen zur Erörterung des Pneumonierisikos nach intrazerebraler IL-1β-Infusion im Rattenmodell konnte gezeigt werden, dass es zu einer lokalen Immunsuppression in der Lunge ohne Ausbildung einer Pneumonie kam. Der Zeitpunkt der maximalen Immunsuppression wurde mittels Durchflusszytometrie anhand der erhöhten intrazellulären IL-10-Konzentrationen auf 18 Stunden nach Beginn der intrazerebralen IL-1β-Infusion festgelegt. In den Versuchen der Bakterienapplikation ergaben sich keine signifikanten Unterschiede in der Ausbildung einer Pneumonie. Es bestanden jedoch auf zellulärer Ebene und bei den Zytokinkonzentrationen in BAL Hinweise auf eine lokale und systemische Immunsuppression. In der Bronchiallavage konnte eine signifikant niedrigere Konzentration an chemotaktisch aktiven Zytokinen bei den IL-1β-Tieren festgestellt werden. Eine Schlüsselrolle der Entzündungsreaktion zeigten die Zytokine TNF-α, IL-6 und CINC in der BAL mit einer signifikanten Verminderung bei den IL-1β-Tieren in der BAL. Intrazerebrales IL-1β verursacht eine Verminderung der chemotaktisch aktiven Zytokine in Blut und Bronchiallavage. Dieser Effekt ist zur Ausbildung einer Pneumonie jedoch nicht ausreichend.

6. *Abstract*

In previous experiments we demonstrated the immunosuppressive effect of intracerebral infusion of IL-1β. This cytokine is produced in the brain after different types of brain injury. It can act as neurotransmitters and develop direct effects on the central nervous system. Moreover, IL-1β is a key cytokine in cerebral damage as well as brain repair processes. It is well known that neurosurgical patients often develop early onset pneumonia after brain surgery or trauma. Infections after acute brain injury increase morbidity and mortality. We hypothesize that cerebral release of pro-inflammatory cytokines induces the systemic production of anti-inflammatory cytokines especially IL-10. This may lead to systemic immunosuppression and influence pulmonary bacterial clearance and neutrophil recruitment.

In order to prove our hypothesis a special animal model was developed. Rats received a continuous intracerebral infusion of IL-1β using ALZET-mini-pumps. After 18 hours they were infected with *Streptococcus pneumoniae* by intratracheal injection. Lung tissue was prepared to differentiate bacterial burden, clearance and neutrophile recruitment. Cytokines were measured in bronchoalveolar lavage.

With this paradigm we could show decreased pro-inflammatory cytokine levels in the bronchoalveolar lavage in IL-1β- treated animals. However, blood cell counts were not diminished but an increase of neutrophiles compared to lymphocytes in blood was demonstrated.

Intracerebral IL-1β-infusion leads to diminution of cytokines leading to an impairment of neutrophil recruitment and cellular activity of alveolar-macrophages. However, this immunosuppression did not lead to pneumonia after bacterial challenge. This suggests that immunosuppression induced by intracerebral IL-1β is not powerful enough to induce pneumonia in this model.

7. *Abkürzungen*

Abb...............	Abbildung
ACTH...............	Adrenocorticotrophes Hormon
ARDS...............	Acute-respiratory-distress-syndrome
ATCC...............	American Type Culture Collection
ASchG............	Arbeitsschutzgesetz
BAL...............	Bronchoalveolar Lavage
Ca..................	circa
CARS...............	Compensatory anti-inflammatory response
cAMP...............	cyclic-Adenosin-Mono-Phosphat
CD..................	Cluster of differentiation
CIDS...............	CNS-injury-induced-immunodepression
CINC...............	Chemokine-induced-neutrophile-chemoattractant
CRF...............	Corticotropin-releasing-factor
CRH...............	Corticotropin-relesing-hormon
CTL................	Cytotoxic-T-Lymphocyte
d.h................	das heisst
EDTA...............	Ethylene-diamine-tetraacetic-acid
ELISA...............	Enzyme-linked-immunoabsorbend-assay
FACS...............	Fluorescence-activated-cell-sorting
FBS...............	Fetal Bovine Serum
FITC...............	Fluoreszeinisothiocyanat...
G-CSF...............	Granulocyte-colony-stimulating –factor
GFAP...............	Glial fibrillary acidic protein
GCS...............	Glasgow Coma Scale
HH-Achse..........	Hypothalamus-Hypophysen-Achse
HIV...............	Human-immundeficiency-virus
HLA...............	Humanes-Leukozyten-Antigen
HNN-Achse.......	Hypothalamus-Nebennieren-Achse
ICAM...............	Intercellular adhesion molecules
IFN...............	Interferon
IL-1β...............	Interleukin-1β

IL-6	Interleukin-6
IL-8	Interleukin-8
IL-10	Interleukin-10
IL-1ra	Interleukin-1-Rezeptorantagonist
KBE	Kolonie-bildende-Einheiten
LAGetSi	Landesamt für Arbeitsschutz, Gesundheitsschutz und technische Sicherheit
LPS	Lipopolysaccharid
mg	Milligramm
MHC	Major-histocompatibility-complex
MIP	Macrophage-inflammatory-protein
ml	Milliliter
NaCl	Natriumchlorid (Kochsalz)
PBS	Natriumphosphatpuffer
PBSB	Natriumphosphatpuffer + 0,1% Bovines Serum-Albumin
PE	Phycoerythrin
PFA	Paraformaldehyd
PMA	Phorbol-12-Myristal-13-Acetat
RPMI	Roswell-Park-Memorial-Institute-Medium
mRNA	messenger ribonucleic acid
SHT	Schädel-Hirn-Trauma
Str	Streptococcus
Tab	Tabelle
Th	T-Helferzellen
TGF	Transforming-Growth-Factor
TNF-α	Tumor-Nekrose-Faktor-α
USA	Vereinigten Staaten von Amerika
z.B	zum Beispiel

8. Literaturverzeichnis

1. Meisel C, Schwab JM, Prass K, Meisel A, Dirnagl U. Central nervous system injury-induced immune deficiency syndrome. Nat Rev Neurosci. 2005 Oct;6(10):775-86.

2. Asadullah K, Woiciechowsky C, Docke WD, Liebenthal C, Wauer H, Kox W, et al. Immunodepression following neurosurgical procedures. Crit Care Med. 1995 Dec;23(12):1976-83.

3. Piek J, Chesnut RM, Marshall LF, van Berkum-Clark M, Klauber MR, Blunt BA, et al. Extracranial complications of severe head injury. J Neurosurg. 1992 Dec;77(6):901-7.

4. Bronchard R, Albaladejo P, Brezac G, Geffroy A, Seince PF, Morris W, et al. Early onset pneumonia: risk factors and consequences in head trauma patients. Anesthesiology. 2004 Feb;100(2):234-9.

5. Prass K, Meisel C, Hoflich C, Braun J, Halle E, Wolf T, et al. Stroke-induced immunodeficiency promotes spontaneous bacterial infections and is mediated by sympathetic activation reversal by poststroke T helper cell type 1-like immunostimulation. J Exp Med. 2003 Sep 1;198(5):725-36.

6. Hsieh AH, Bishop MJ, Kubilis PS, Newell DW, Pierson DJ. Pneumonia following closed head injury. Am Rev Respir Dis. 1992 Aug;146(2):290-4.

7. Rodriguez JL, Gibbons KJ, Bitzer LG, Dechert RE, Steinberg SM, Flint LM. Pneumonia: incidence, risk factors, and outcome in injured patients. J Trauma. 1991 Jul;31(7):907-12; discussion 12-4.

8. Mutlu LK, Woiciechowsky C, Bechmann I. Inflammatory response after neurosurgery. Best Pract Res Clin Anaesthesiol. 2004 Sep;18(3):407-24.

9. von Dossow V, Rotard K, Redlich U, Hein OV, Spies CD. Circulating immune parameters predicting the progression from hospital-acquired pneumonia to septic shock in surgical patients. Crit Care. 2005;9(6):R662-9.

10. Woiciechowsky C SB, Daberkow N, Asche K, Stoltenburg G, Lanksch WR, Volk HD. Brain-IL-1beta induces local inflammation but systemic anti-inflammatory response through stimulation of both hypothalamic-pituitary-adrenal axis and sympathetic nervous system. Brain Res. 1999 1999 Jan 23;816(2):563-71.

11. Arend WP, Malyak M, Guthridge CJ, Gabay C. Interleukin-1 receptor antagonist: role in biology. Annu Rev Immunol. 1998;16:27-55.

12. Bemelmans MH, van Tits LJ, Buurman WA. Tumor necrosis factor: function, release and clearance. Crit Rev Immunol. 1996;16(1):1-11.

13. Katsuura G, Arimura A, Koves K, Gottschall PE. Involvement of organum vasculosum of lamina terminalis and preoptic area in interleukin 1 beta-induced ACTH release. Am J Physiol. 1990 Jan;258(1 Pt 1):E163-71.

14. Katsuura G, Gottschall PE, Dahl RR, Arimura A. Adrenocorticotropin release induced by intracerebroventricular injection of recombinant human interleukin-1 in rats: possible involvement of prostaglandin. Endocrinology. 1988 May;122(5):1773-9.

15. Rivest S. How circulating cytokines trigger the neural circuits that control the hypothalamic-pituitary-adrenal axis. Psychoneuroendocrinology. 2001 Nov;26(8):761-88.

16. Rhen T, Cidlowski JA. Antiinflammatory action of glucocorticoids--new mechanisms for old drugs. N Engl J Med. 2005 Oct 20;353(16):1711-23.

17. Luster AD. Chemokines--chemotactic cytokines that mediate inflammation. N Engl J Med. 1998 Feb 12;338(7):436-45.

18. Webster JI, Tonelli L, Sternberg EM. Neuroendocrine regulation of immunity. Annu Rev Immunol. 2002;20:125-63.

19. Woiciechowsky C AK, Nestler D, Eberhardt B, Platzer C, Schoning B, Glockner F, Lanksch WR, Volk HD, Docke WD. Sympathetic activation triggers systemic interleukin-10 release in immunodepression induced by brain injury. Nat Med. 1998 1998 Jul;4(7):808-13.

20. Woiciechowsky C SB, Cobanov J, Lanksch WR, Volk HD, Docke WD. Early-IL-6 plasma concentration correlate with severity of brain injury and pneumonia in Brain-injured patients. J Trauma. 2002 2002 Feb;52(2):339-45.

21. Gentleman SM, Leclercq PD, Moyes L, Graham DI, Smith C, Griffin WS, et al. Long-term intracerebral inflammatory response after traumatic brain injury. Forensic Sci Int. 2004 Dec 16;146(2-3):97-104.

22. Angstwurm K, Hanisch UK, Gassemi T, Bille MB, Prinz M, Dirnagl U, et al. Tyrosine kinase inhibition reduces inflammation in the acute stage of experimental pneumococcal meningitis. Infect Immun. 2004 Jun;72(6):3294-8.

23. Mathiesen T, Kakarieka A, Edner G. Traumatic intracerebral lesions without extracerebral haematoma in 218 patients. Acta Neurochir (Wien). 1995;137(3-4):155-63, discussion 63.

24. Holmin S, Hojeberg B. In situ detection of intracerebral cytokine expression after human brain contusion. Neurosci Lett. 2004 Oct 14;369(2):108-14.

25. Winter CD, Pringle AK, Clough GF, Church MK. Raised parenchymal interleukin-6 levels correlate with improved outcome after traumatic brain injury. Brain. 2004 Feb;127(Pt 2):315-20.

26. Arvin B, Neville LF, Barone FC, Feuerstein GZ. Brain injury and inflammation. A putative role of TNF alpha. Ann N Y Acad Sci. 1995 Sep 15;765:62-71; discussion 98-9.

27. Patel NY, Hoyt DB, Nakaji P, Marshall L, Holbrook T, Coimbra R, et al. Traumatic brain injury: patterns of failure of nonoperative management. J Trauma. 2000 Mar;48(3):367-74; discussion 74-5.

28. Swartz KR, Liu F, Sewell D, Schochet T, Campbell I, Sandor M, et al. Interleukin-6 promotes post-traumatic healing in the central nervous system. Brain Res. 2001 Mar 30;896(1-2):86-95.

29. Arand M, Melzner H, Kinzl L, Bruckner UB, Gebhard F. Early inflammatory mediator response following isolated traumatic brain injury and other major trauma in humans. Langenbecks Arch Surg. 2001 Jul;386(4):241-8.

30. Stover JF, Sakowitz OW, Schoning B, Rupprecht S, Kroppenstedt SN, Thomale UW, et al. Norepinephrine infusion increases interleukin-6 in plasma and cerebrospinal fluid of brain-injured rats. Med Sci Monit. 2003 Oct;9(10):BR382-8.

31. Maimone D, Cioni C, Rosa S, Macchia G, Aloisi F, Annunziata P. Norepinephrine and vasoactive intestinal peptide induce IL-6 secretion by astrocytes: synergism with IL-1 beta and TNF alpha. J Neuroimmunol. 1993 Aug;47(1):73-81.

32. Norris JG, Benveniste EN. Interleukin-6 production by astrocytes: induction by the neurotransmitter norepinephrine. J Neuroimmunol. 1993 Jun;45(1-2):137-45.

33. Jung BD, Kimura K, Kitamura H, Makondo K, Okita K, Kawasaki M, et al. Norepinephrine stimulates interleukin-6 mRNA expression in primary cultured rat hepatocytes. J Biochem (Tokyo). 2000 Feb;127(2):205-9.

34. Brett FM, Mizisin AP, Powell HC, Campbell IL. Evolution of neuropathologic abnormalities associated with blood-brain barrier breakdown in transgenic mice expressing interleukin-6 in astrocytes. J Neuropathol Exp Neurol. 1995 Nov;54(6):766-75.

35. Saija A, Princi P, Lanza M, Scalese M, Aramnejad E, De Sarro A. Systemic cytokine administration can affect blood-brain barrier permeability in the rat. Life Sci. 1995;56(10):775-84.

36. Woiciechowsky C, Schoning B, Stoltenburg-Didinger G, Stockhammer F, Volk HD. Brain-IL-1 beta triggers astrogliosis through induction of IL-6: inhibition by propranolol and IL-10. Med Sci Monit. 2004 Sep;10(9):BR325-30.

37. Norenberg MD. Astrocyte responses to CNS injury. J Neuropathol Exp Neurol. 1994 May;53(3):213-20.

38. Le JM, Vilcek J. Interleukin 6: a multifunctional cytokine regulating immune reactions and the acute phase protein response. Lab Invest. 1989 Dec;61(6):588-602.

39. Elepfandt P RS, Schöning B, DaberkowN, Volk HD, Woiciechowsky C. Synthetic oligodeoxynucleotides induce brain inflammation in rats when infused intracerebroventricularly. Neurosci Lett. 2002 Apr 5;322(2)(322(2)):107-10.

40. Mathiesen T, Andersson B, Loftenius A, von Holst H. Increased interleukin-6 levels in cerebrospinal fluid following subarachnoid hemorrhage. J Neurosurg. 1993 Apr;78(4):562-7.

41. Woiciechowsky C AK, Nestler D, Glockner F, Robinson PN, Volk HD, Vogel S, Lanksch WR. Different release of cytokines into the cerebrospinal fluid following surgery for intra- and extra-axial brain tumours. Acta Neurochir (Wien). 1997;139(7):619-24.

42. Zhang P, Bagby GJ, Happel KI, Summer WR, Nelson S. Pulmonary host defenses and alcohol. Front Biosci. 2002 May 1;7:d1314-30.

43. Zhang P SWR, Bagdy GJ, Nelson S. Innate immunity and pulmonary host defense. Immunological Reviews. 2000;173:39-51.

44. Zhang P, Bagby GJ, Stoltz DA, Spitzer JA, Summer WR, Nelson S. Modulation of the lung host response by granulocyte colony-stimulating factor in rats challenged with intrapulmonary endotoxin. Shock. 1997 Mar;7(3):193-9.

45. Stoltz DA, Nelson S, Kolls JK, Zhang P, Bohm RP, Jr., Murphey-Corb M, et al. In vitro ethanol suppresses alveolar macrophage TNF-alpha during simian immunodeficiency virus infection. Am J Respir Crit Care Med. 2000 Jan;161(1):135-40.

46. Haraguchi S, Day NK, Nelson RP, Jr., Emmanuel P, Duplantier JE, Christodoulou CS, et al. Interleukin 12 deficiency associated with recurrent infections. Proc Natl Acad Sci U S A. 1998 Oct 27;95(22):13125-9.

47. Beck JM, Liggitt HD, Brunette EN, Fuchs HJ, Shellito JE, Debs RJ. Reduction in intensity of Pneumocystis carinii pneumonia in mice by aerosol administration of gamma interferon. Infect Immun. 1991 Nov;59(11):3859-62.

48. Skerrett SJ, Martin TR. Recombinant murine interferon-gamma reversibly activates rat alveolar macrophages to kill Legionella pneumophila. J Infect Dis. 1992 Dec;166(6):1354-61.

49. Murray HW. Current and future clinical applications of interferon-gamma in host antimicrobial defense. Intensive Care Med. 1996 Oct;22 Suppl 4:S456-61.

50. Clark SC, Kamen R. The human hematopoietic colony-stimulating factors. Science. 1987 Jun 5;236(4806):1229-37.

51. Pauksen K, Elfman L, Ulfgren AK, Venge P. Serum levels of granulocyte-colony stimulating factor (G-CSF) in bacterial and viral infections, and in atypical pneumonia. Br J Haematol. 1994 Oct;88(2):256-60.

52. Kawakami M, Tsutsumi H, Kumakawa T, Abe H, Hirai M, Kurosawa S, et al. Levels of serum granulocyte colony-stimulating factor in patients with infections. Blood. 1990 Nov 15;76(10):1962-4.

53. Bagby GJ, Zhang P, Stoltz DA, Nelson S. Suppression of the granulocyte colony-stimulating factor response to Escherichia coli challenge by alcohol intoxication. Alcohol Clin Exp Res. 1998 Nov;22(8):1740-5.

54. Quinton LJ, Nelson S, Boe DM, Zhang P, Zhong Q, Kolls JK, et al. The granulocyte colony-stimulating factor response after intrapulmonary and systemic bacterial challenges. J Infect Dis. 2002 May 15;185(10):1476-82.

55. Zhang P, Bagby GJ, Stoltz DA, Summer WR, Nelson S. Enhancement of peritoneal leukocyte function by granulocyte colony-stimulating factor in rats with abdominal sepsis. Crit Care Med. 1998 Feb;26(2):315-21.

56. Fiorentino DF, Zlotnik A, Mosmann TR, Howard M, O'Garra A. IL-10 inhibits cytokine production by activated macrophages. J Immunol. 1991 Dec 1;147(11):3815-22.

57. Laichalk LL, Danforth JM, Standiford TJ. Interleukin-10 inhibits neutrophil phagocytic and bactericidal activity. FEMS Immunol Med Microbiol. 1996 Oct;15(4):181-7.

58. Fumeaux T, Pugin J. Role of interleukin-10 in the intracellular sequestration of human leukocyte antigen-DR in monocytes during septic shock. Am J Respir Crit Care Med. 2002 Dec 1;166(11):1475-82.

59. Armstrong L, Millar AB. Relative production of tumour necrosis factor alpha and interleukin 10 in adult respiratory distress syndrome. Thorax. 1997 May;52(5):442-6.

60. van der Poll T, Marchant A, Keogh CV, Goldman M, Lowry SF. Interleukin-10 impairs host defense in murine pneumococcal pneumonia. J Infect Dis. 1996 Nov;174(5):994-1000.

61. Standiford TJ, Strieter RM, Greenberger MJ, Kunkel SL. Expression and regulation of chemokines in acute bacterial pneumonia. Biol Signals. 1996 Jul-Aug;5(4):203-8.

62. Platzer C DW-D, Volk HD, Prösch S. Catecholamines trigger IL-10 release in a acute systemic stress reaction be direct stimulation of its promoter/ enhancer activity in monocytic cells. Journal of Neuroimmunology. 2000;105(2000):31-8.

63. Standiford TJ, Kunkel SL, Lukacs NW, Greenberger MJ, Danforth JM, Kunkel RG, et al. Macrophage inflammatory protein-1 alpha mediates lung leukocyte recruitment, lung capillary leak, and early mortality in murine endotoxemia. J Immunol. 1995 Aug 1;155(3):1515-24.

64. Nakamura H, Yoshimura K, Jaffe HA, Crystal RG. Interleukin-8 gene expression in human bronchial epithelial cells. J Biol Chem. 1991 Oct 15;266(29):19611-7.

65. Quinton LJ, Nelson S, Zhang P, Boe DM, Happel KI, Pan W, et al. Selective transport of cytokine-induced neutrophil chemoattractant from the lung to the blood facilitates pulmonary neutrophil recruitment. Am J Physiol Lung Cell Mol Physiol. 2004 Mar;286(3):L465-72.

66. Boutten A, Dehoux MS, Seta N, Ostinelli J, Venembre P, Crestani B, et al. Compartmentalized IL-8 and elastase release within the human lung in unilateral pneumonia. Am J Respir Crit Care Med. 1996 Jan;153(1):336-42.

67. Seo SM, McIntire LV, Smith CW. Effects of IL-8, Gro-alpha, and LTB(4) on the adhesive kinetics of LFA-1 and Mac-1 on human neutrophils. Am J Physiol Cell Physiol. 2001 Nov;281(5):C1568-78.

68. Nelson S, Mason CM, Kolls J, Summer WR. Pathophysiology of pneumonia. Clin Chest Med. 1995 Mar;16(1):1-12.

69. Deng H, Mason SN, Auten RL, Jr. Lung inflammation in hyperoxia can be prevented by antichemokine treatment in newborn rats. Am J Respir Crit Care Med. 2000 Dec;162(6):2316-23.

70. Nelson S, Bagby GJ, Bainton BG, Wilson LA, Thompson JJ, Summer WR. Compartmentalization of intraalveolar and systemic lipopolysaccharide-induced tumor necrosis factor and the pulmonary inflammatory response. J Infect Dis. 1989 Feb;159(2):189-94.

71. Quinton LJ NS, Zhang P, Happel KI, Gamble L, Bagby GJ. Effects of systemic and local CXC chemokine administration on the ethanol-induced suppression of pulmonary neutrophil recruitment. Alcohol Clin Exp Res 2005 2005 Jul;29(7):1198-205.

72. Boujoukos AJ, Martich GD, Supinski E, Suffredini AF. Compartmentalization of the acute cytokine response in humans after intravenous endotoxin administration. J Appl Physiol. 1993 Jun;74(6):3027-33.

73. Lehrer RI, Ganz T, Selsted ME, Babior BM, Curnutte JT. Neutrophils and host defense. Ann Intern Med. 1988 Jul 15;109(2):127-42.

74. Mimoz O. JA, Padoin Ch., Tod M., Samii K., Petitjean O. Cefepime and amikacin synergy in vitro and in vio against a ceftazidime-resistant strain of Enterobacter cloacae. Journal of Antimicrobial Chemotherapy. 1998;41:367-72.

75. Boe DM, Nelson S, Zhang P, Quinton L, Bagby GJ. Alcohol-induced suppression of lung chemokine production and the host defense response to Streptococcus pneumoniae. Alcohol Clin Exp Res. 2003 Nov;27(11):1838-45.

76. McElroy M.C. CDJ, Tyrrell Ch., Foster T.J., Haslett Ch. Increased Virulence of a Fibronectin-binding Protein Mutant of Staphylococcus aureus in a Rat Model of pneumonia. Infection and Immunity. 2002 2002 July;70(7):3865-73.

77. Woodnutt G. BV. Efiicacy of High-Dose Amoxicillin-Clavulate against Experiemtal Respiratory Tract Infection Caused by Strains of Streptococcus pneumoniae. Antimicrobial Agents and Chemotherapy. 1999 1998 September 1;43(1):35-40.

78. Meisel C, Prass K, Braun J, Victorov I, Wolf T, Megow D, et al. Preventive antibacterial treatment improves the general medical and neurological outcome in a mouse model of stroke. Stroke. 2004 Jan;35(1):2-6.

79. Patricia A. Manderscheid RPB, 1 Bruce A. Davidson,1 Erik Jensen,1, Thomas A. Russo, 3,4,5 and Paul R. Knight1,3,4,5. Bacterial Clearance and Cytokine Profiles in a Murine Model of Postsurgical Nosocomial Pneumonia. CLINICAL AND DIAGNOSTIC LABORATORY IMMUNOLOGY. July 2004;Vol. 11(No. 4): p. 742-51.

80. Szabo G, Mandrekar P, Girouard L, Catalano D. Regulation of human monocyte functions by acute ethanol treatment: decreased tumor necrosis factor-alpha, interleukin-1 beta and elevated interleukin-10, and transforming growth factor-beta production. Alcohol Clin Exp Res. 1996 Aug;20(5):900-7.

81. Bjorkholm M. Immunological and hematological abnormalities in chronic alcoholism. Acta Med Scand. 1980;207(3):197-200.

82. Bomalaski JS, Phair JP. Alcohol, immunosuppression, and the lung. Arch Intern Med. 1982 Nov;142(12):2073-4.

83. Mikszta JA, Waltenbaugh C, Kim BS. Impaired antigen presentation by splenocytes of ethanol-consuming C57BL/6 mice. Alcohol. 1995 May-Jun;12(3):265-71.

84. Roselle GA, Mendenhall CL. Alteration of in vitro human lymphocyte function by ethanol, acetaldehyde and acetate. J Clin Lab Immunol. 1982 Oct;9(1):33-7.

85. MacGregor RR. Alcohol and immune defense. Jama. 1986 Sep 19;256(11):1474-9.

86. Saad AJ, Domiati-Saad R, Jerrells TR. Ethanol ingestion increases susceptibility of mice to Listeria monocytogenes. Alcohol Clin Exp Res. 1993 Feb;17(1):75-85.

87. Kenneth Todar university of Wisconcin-Madison DoB. Streptococcus pneumoniae: Pneumococcal pneumonia. Todar´s Online Textbook of Bacteriology. 2003.

88. Woiciechowsky C, Schoning B, Daberkow N, Asche K, Lanksch WR, Docke WD, et al. Brain IL-1beta increases neutrophil and decreases lymphocyte counts through stimulation of neuroimmune pathways. Neurobiol Dis. 1999 Jun;6(3):200-8.

89. Quagliarello VJ, Wispelwey B, Long WJ, Jr., Scheld WM. Recombinant human interleukin-1 induces meningitis and blood-brain barrier injury in the rat. Characterization and comparison with tumor necrosis factor. J Clin Invest. 1991 Apr;87(4):1360-6.

90. Ramilo O, Saez-Llorens X, Mertsola J, Jafari H, Olsen KD, Hansen EJ, et al. Tumor necrosis factor alpha/cachectin and interleukin 1 beta initiate meningeal inflammation. J Exp Med. 1990 Aug 1;172(2):497-507.

91. Paxinos G WC. The Rat Brain in Stereotactical Coordinates. New York; 1982.

92. Smith G.M. AKH. Development of Experimental Respiratory Infections in Neutropenic Rats with either Penicillin-Resistant Streptococcus pneumoniae or ß-Lactamase-Producing Haemophilus influenzae Antimicrobial Agents and Chemotherapy. 1994 1993 December 8;38(3):608-10.

93. Woodnutt G. BV. Two Pharmacodynamic Models for Assessing the Efficacy of Amoxicillin-Clavulanate against Experiemtal Respiratory Tract infection caused by Strains of Streptococcus pneumoniae. Antimicrobial Agents and Chemotherapy. 1999 1998 September 1;43(1):29-34.

94. Irma A.J.M. B-W, Mariant T.ten Kate, Luke Guo, Peter Working, Johan Mouton. Improved Effiacacy of Ciporfloxacin Administered in Polyethylene Glycol-Coated Liposomes for Treatment of Klebsiella pneumoniae Pneumonia in Rats. Antimocrobial Agents and Chemotherap. 2001 2001 February 7;45(5):1487-92.

95. Pospeschill M. SPSS- Durchführung fortgeschrittener statistischer Analysen. Hannover: Universität Hannover; 2002.

96. Woiciechowsky C, Schoning B, Lanksch WR, Volk HD, Docke WD. Mechanisms of brain-mediated systemic anti-inflammatory syndrome causing immunodepression. J Mol Med. 1999 Nov;77(11):769-80.

97. Conti B, Tabarean I, Andrei C, Bartfai T. Cytokines and fever. Front Biosci. 2004 May 1;9:1433-49.

98. Zhang P, Nelson S, Holmes MC, Summer WR, Bagby GJ. Compartmentalization of macrophages inflammatory protein-2, but not cytokine-induced neutrophil chemoattractant in rats challenged with intratracheal endotoxin. Shock. 2002 2002;17:104-8.

99. Campbell SJ, Hughes PM, Iredale JP, Wilcockson DC, Waters S, Docagne F, et al. CINC-1 is an acute-phase protein induced by focal brain injury causing leukocyte mobilization and liver injury. Faseb J. 2003 Jun;17(9):1168-70.

100. Yamasaki Y, Matsuo Y, Matsuura N, Onodera H, Itoyama Y, Kogure K. Transient increase of cytokine-induced neutrophil chemoattractant, a member of the interleukin-8 family, in ischemic brain areas after focal ischemia in rats. Stroke. 1995 Feb;26(2):318-22; discussion 22-3.

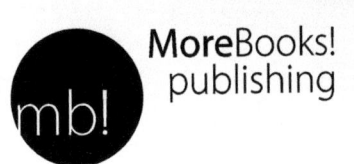

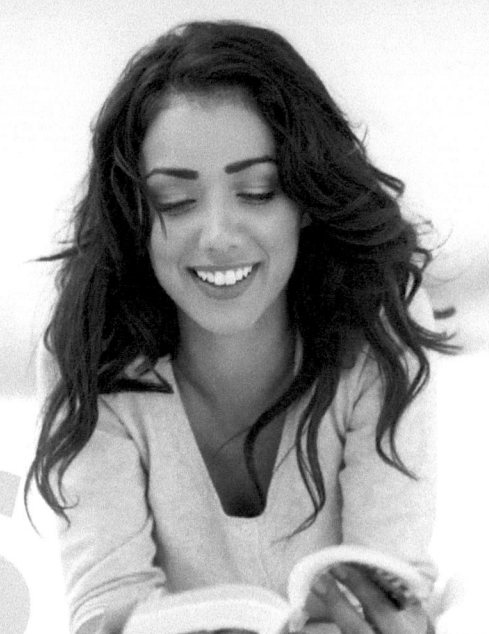

i want morebooks!

Buy your books fast and straightforward online - at one of world's fastest growing online book stores! Environmentally sound due to Print-on-Demand technologies.

Buy your books online at
www.get-morebooks.com

Kaufen Sie Ihre Bücher schnell und unkompliziert online – auf einer der am schnellsten wachsenden Buchhandelsplattformen weltweit! Dank Print-On-Demand umwelt- und ressourcenschonend produziert.

Bücher schneller online kaufen
www.morebooks.de

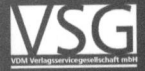

VDM Verlagsservicegesellschaft mbH
Heinrich-Böcking-Str. 6-8   Telefon: +49 681 3720 174   info@vdm-vsg.de
D - 66121 Saarbrücken   Telefax: +49 681 3720 1749   www.vdm-vsg.de

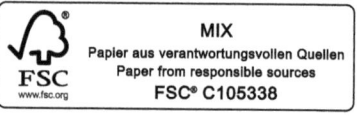

Printed by Books on Demand GmbH, Norderstedt / Germany